Martin Riegler, Karin Hönig-Robier

Nie wieder Sodbrennen

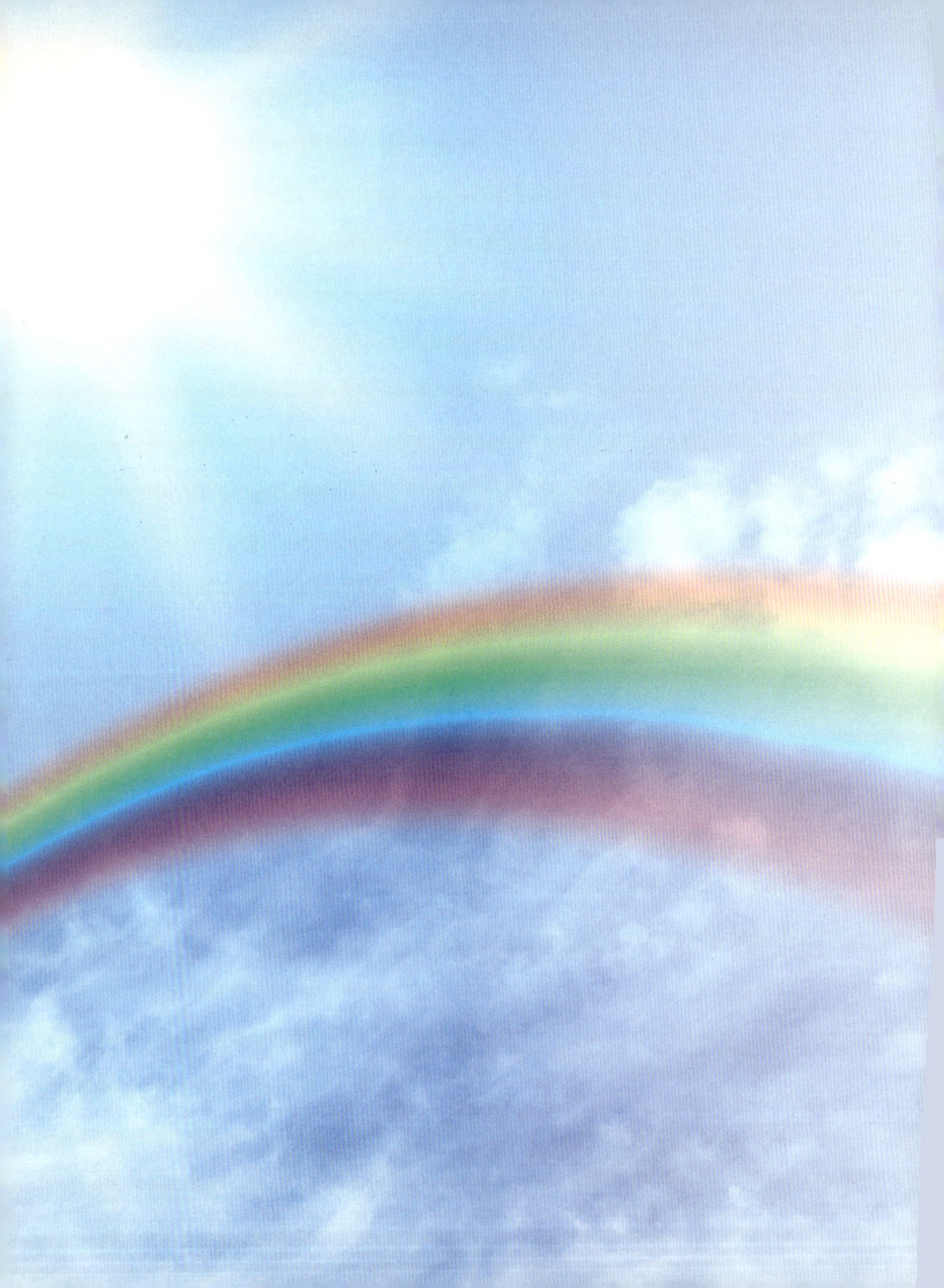

Martin Riegler, Karin Hönig-Robier

Nie wieder Sodbrennen

Reflux verstehen und in den Griff bekommen

2., erweiterte Auflage

maudrich

Wichtiger Hinweis
Dieser Ratgeber bietet interessierten Patienten, die mehr über ihre Symptome und ihre Krankheit erfahren wollen, Hilfestellung und zusätzliche Information. Er kann jedoch nicht den persönlichen Kontakt mit Ihrem Arzt ersetzen. Bevor Sie eine Therapie beginnen, beenden oder in irgendeiner Form verändern, konsultieren Sie unbedingt Ihren Arzt!

Bibliografische Information der Deutschen Nationalbibliothek
Die Deutsche Nationalbibliothek verzeichnet diese Publikation in der Deutschen Nationalbibliografie; detaillierte bibliografische Daten sind im Internet über http://dnb.d-nb.de abrufbar.

2., erweiterte Auflage 2015

Umschlaggestaltung, Typografie & Satz: Norbert Novak, MEDIA-*N*.at
Umschlagfoto: © Thomas_EyeDesign – istockphoto.com & Nikki Zalewski – fotolia.com
Druck: Finidr, Tschechien
ISBN 978-3-99002-018-0

Auch als E-Book erhältlich: ISBN 978-3-99030-506-5 (pdf)

Vorwort zur 2. Auflage

Liebe Leserin, lieber Leser!

Nur wenige Monate nach dem erstmaligen Erscheinen dieses Buchs hat sich bereits der Bedarf nach einer zweiten Auflage abgezeichnet. Anlass für uns, die vorliegende Publikation um die kritische Betrachtung einiger brandneuer Behandlungsmethoden sowie um ein mehrstufiges Ernährungskonzept zu ergänzen. Auch der erwiesene Zusammenhang zwischen Reflux und der Schädigung des Zahnschmelzes wird hier erstmals genau unter die Lupe genommen.

Das große Leserinteresse, das zu dieser zweiten Auflage führte, lässt sich unter anderem mit einer einfachen Statistik erklären: Allein in Österreich leiden mehr als 1,5 Millionen Menschen an der Refluxkrankheit – viele davon ohne es zu wissen oder es ernst zu nehmen. Hin und wieder saures Aufstoßen, Völlegefühl, trockener Husten oder Heiserkeit werden nach wie vor oft als lästige Missempfindungen betrachtet. Diese und weitere Symptome der gastroösophagealen Refluxkrankheit (kurz: Reflux) darf man aber nicht leichthin als lästige Lifestyle-Erkrankung hinnehmen. Dagegen kann und soll man etwas tun. Einerseits, um zu verhindern, dass die Krankheitssymptome häufiger und intensiver werden, andererseits, um einer möglichen Spätfolge, dem Speiseröhrenkrebs, vorzubeugen.

Wie keine andere Publikation informiert dieses Buch umfassend und ganzheitlich über komplexe Ursachen sowie über samtliche evidenzbasierten Diagnose- und Therapiemöglichkeiten der Refluxkrankheit. Es fasst den aktuellen Stand des Wissens zusammen und veranschaulicht dies auch mit einer Reihe von Patientenbeispielen.

Eines, liebe Leserin, lieber Leser, sollten Sie auf jeden Fall bedenken: Das Buch kann das ärztliches Gespräch, eine klare Diagnosestellung und die begleitende ärztliche Betreuung nicht ersetzen. Vor Eigenbehandlungen sei gewarnt! Deshalb: Sprechen Sie mit dem Arzt/der Ärztin Ihres Vertrauens über Ihre Beschwerden!

Dieses Buch soll aber dazu beitragen, Ihnen bei der Vorbeugung zu helfen oder Sie bei der erfolgreichen Bewältigung dieser Erkrankung zu begleiten.

Wien, im Juli 2015

Eine anregende Lektüre wünschen Ihnen
Martin Riegler und
Karin Hönig-Robier

Vorwort

Liebe Leserin, lieber Leser!
Bereits drei von zehn Menschen leiden heute unter Sodbrennen und saurem Aufstoßen. Diese und weitere Symptome der gastroösophagealen Refluxkrankheit (kurz: Reflux) darf man nicht leichthin als lästige Lifestyle-Erkrankung hinnehmen. Man kann und soll etwas dagegen tun. Und zwar mehr als nur Tabletten gegen aufsteigende Magensäure zu nehmen. Daher fokussiert dieses Buch auf die Bedeutung sorgfältiger Diagnose und verantwortungsvoller, ganzheitlicher Behandlung.
Dieser Ratgeber widmet der Speiseröhre erstmals jene Aufmerksamkeit, die sie verdient. Denn Reflux ist nicht nur unangenehm, er kann unter Umständen auch zu Krebs in der Speiseröhre führen. Daher informieren wir auch ausführlich über Früherkennung und Entfernung von Krebsvorstufen (Barrett-Ösophagus) und die Vermeidung des sogenannten Barrett-Karzinoms.
Außerdem räumen wir den vielfältigen Behandlungsmöglichkeiten viel Platz ein: nicht nur herkömmliche medikamentöse und chirurgische Behandlungen werden aufgezeigt, sondern auch neue Therapien (z. B. magnetischer LINX-Ring).
Vielerorts geschieht immer noch die Fehleinschätzung eines „Zwerchfellbruchs", die oft voreilig zu einer Anti-Reflux-Operation führt. Wir räumen mit diesem Irrtum auf.
Da sich das Buch der ganzheitlichen Betrachtung und Therapie der Refluxkrankheit widmet, findet sich ein eigenes, ausführliches Kapitel über das erfolgreiche Ernährungskonzept gegen Reflux, ergänzt durch köstliche Vorschläge zur Zubereitung.
Somit fasst dieser Ratgeber den aktuellen Stand des Wissens zu Diagnose und Therapie von Reflux zusammen.
Eines, liebe Leserin, lieber Leser, sollten Sie auf jeden Fall bedenken: Das Buch kann das ärztliche Gespräch, eine klare Diagnosestellung und die begleitende ärztliche Betreuung nicht ersetzen. Vor Eigenbehandlungen sei gewarnt! Deshalb: Sprechen Sie mit dem Arzt/der Ärztin Ihres Vertrauens über Ihre Beschwerden!
Dieses Buch soll aber dazu beitragen, Ihnen bei der Vorbeugung gegen Reflux zu helfen oder Sie bei der erfolgreichen Bewältigung dieser Erkrankung zu begleiten.

Wien, im September 2014

Eine anregende Lektüre wünschen Ihnen
Martin Riegler
Karin Hönig-Robier

Danksagung

Ich danke meinem Vater, Dr. Ewald Riegler, Internist, dessen Erkenntnisse schon vor Jahrzehnten den Grundstein für das bewährte Ernährungskonzept gelegt haben. Mein Dank gilt weiters meiner Mutter Friedhild, meiner Schwester Senta, meiner Freundin Tina sowie meinen Freunden, Lehrern und dem Team von Reflux Medical. Sie alle haben meine Aktivitäten ermöglicht, unterstützt und mir Verständnis, Liebe und Geduld zur Realisierung des Projektes entgegengebracht.

Martin Riegler

Allen Reflux-Patienten, denen jahrelang nicht die nötige Aufmerksamkeit zukam und aus deren Leidensgeschichten wir viele Erkenntnisse gewannen, die sich in diesem Buch widerspiegeln.

Martin Riegler & Karin Hönig-Robier

Inhalt

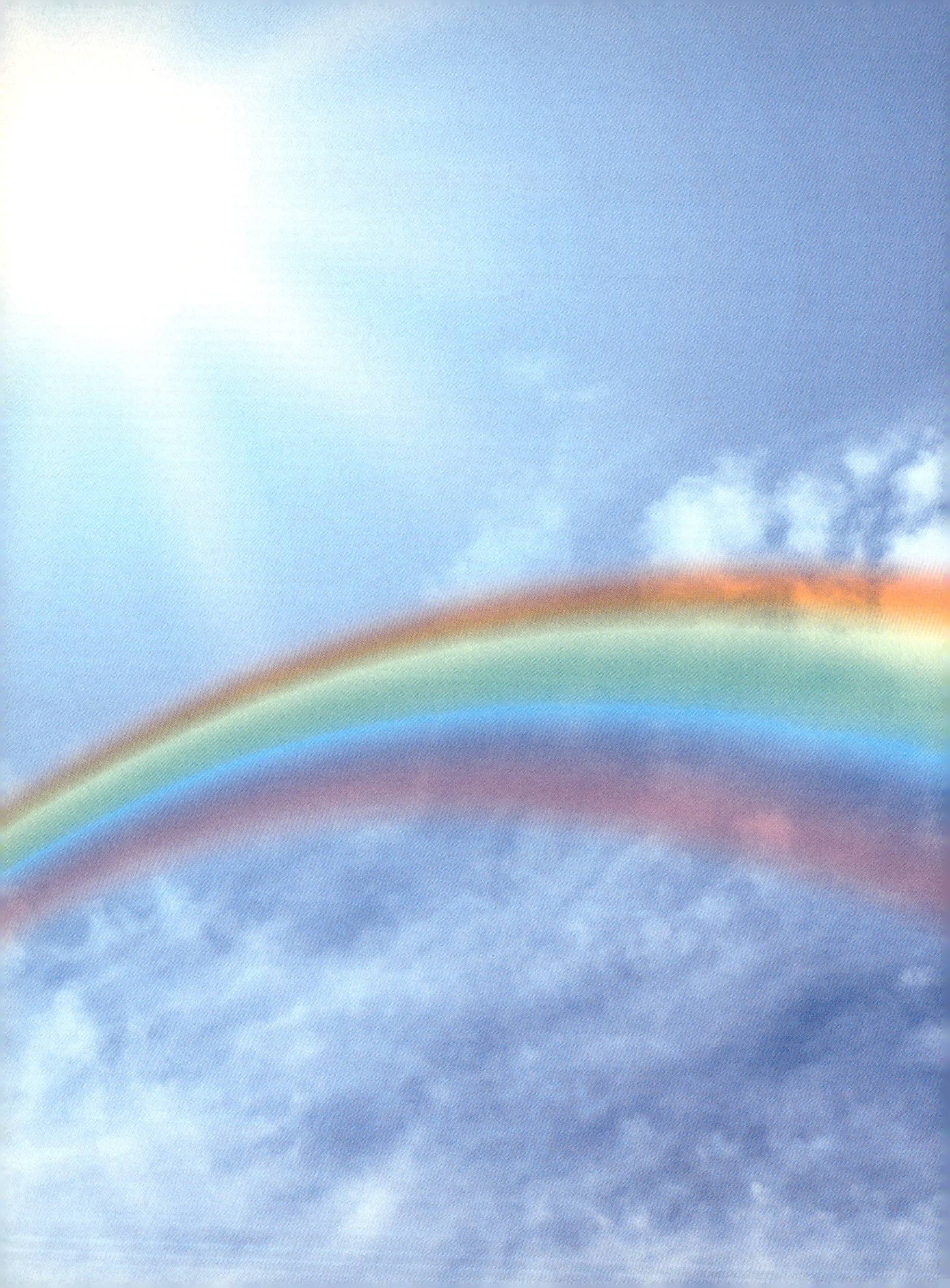

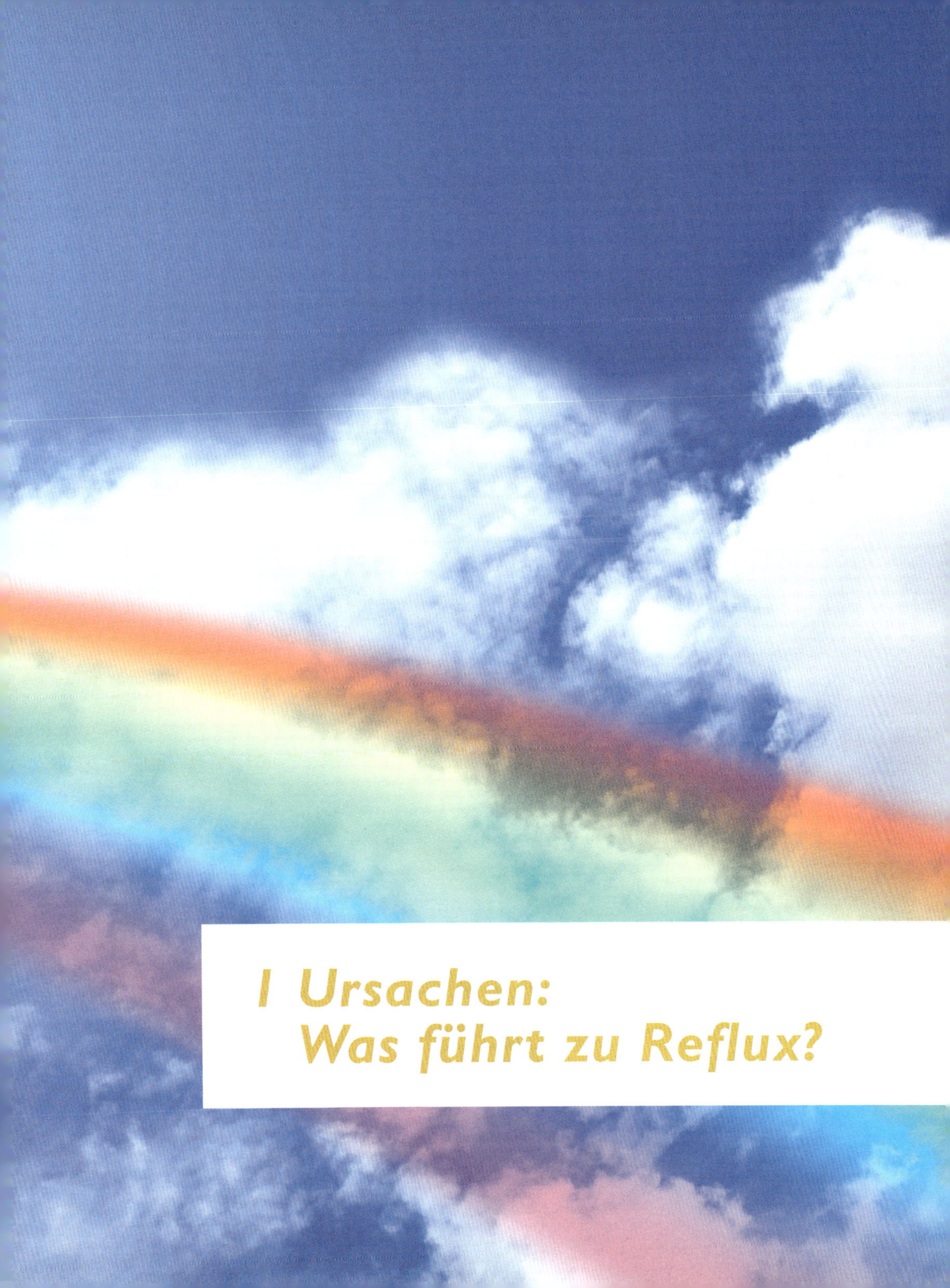

I Ursachen: Was führt zu Reflux?

„Sie sagt nichts, sie verbirgt nichts, sondern sie gibt Zeichen." (nach Heraklit, anfänglicher griechischer Denker, ca. 500 v. Chr.).

Wer kennt sie nicht, die lästigen und oft quälenden Refluxbeschwerden: Sodbrennen und saures Aufstoßen nach dem Genuss eines üppigen Mahls mit viel Fett und Zucker, das man mit einigen Gläsern Wein oder Bier heruntergespült hat. Diese Symptome sind nicht nur äußerst unangenehm. Die Speiseröhre sendet uns damit Zeichen (= Symptome), um verstanden zu werden: Vorsicht, es könnte etwas nicht in Ordnung sein! Hören Sie auf diese Zeichen!

Die Daten sind alarmierend …

Was das undichte Anti-Reflux-Ventil bewirkt

30–40 % der Bevölkerung leiden zumindest ein- bis zweimal pro Woche unter Sodbrennen und saurem Aufstoßen. Diese Beschwerden entstehen, weil das sogenannte Anti-Reflux-Ventil im Ausgang der Speiseröhre undicht ist. Dadurch fließt Mageninhalt zurück in Speiseröhre und Rachen und führt mit der Zeit zur Entzündung der Speiseröhre. Dies wiederum bewirkt die bekannten Beschwerden wie Sodbrennen und saures Aufstoßen, aber in vielen Fällen auch Halsschmerzen, Heiserkeit und asthmaähnliche Symptome. Dieses Zurückfließen von Mageninhalt in die Speiseröhre nennt man Reflux (lat. refluare = zurückfließen).

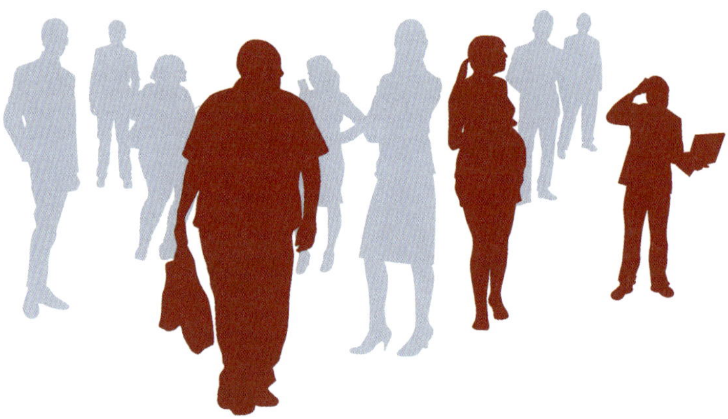

Drei von zehn Menschen sind betroffen.

Reflux wird zur Refluxkrankheit, wenn die dadurch hervorgerufenen Beschwerden die Produktivität und Lebensqualität der Betroffenen mindern und/oder bereits ein Krebsrisiko vorliegt (Barrett-Ösophagus; Barrett-Syndrom). Dies trifft immerhin auf 20–30 % jener Menschen zu, die regelmäßig unter Sodbennen leiden. Pro Jahr erkranken allein in Österreich 300 Personen an dem Reflux-Krebs der Speiseröhre (Barrett-Karzinom), einer besonders aggressiven, zu Metastasen neigenden Tumorform. Die gute Nachricht: Der Großteil dieser Neuerkrankungen kann durch eine rechtzeitige Vorsorgeuntersuchung der Speiseröhre verhindert werden.

20–30 % leiden unter den Folgen der Refluxkrankheit.

In den folgenden Kapiteln informieren wir daher über Wesentliches zu Diagnose und Therapie von Reflux sowie über die Krebsvorsorge.

Aber wie kommt es überhaupt dazu, wie entsteht diese so viele Menschen betreffende Erkrankung?

Die Dysbalance des Stoffwechsels

Das Wesen der Refluxkrankheit ist die Dysbalance des Stoffwechsels. Darunter versteht man einen nach dem Essen/Trinken auftretenden Energiemangelzustand mit allgemeiner Schwäche und Müdigkeit. Parallel dazu hat man Refluxbeschwerden. Und so nehmen es die Betroffenen auch wahr: Die Beschwerden treten immer nach dem Essen, fast nie während des Essens auf. Ausgenommen sind Schluckbeschwerden, die auf eine Entzündung, auf Narben oder auf einen Tumor der Speiseröhre zurückzuführen sind.

Typisch: Die Beschwerden treten fast nie beim Essen, sondern danach auf.

Wie kommt es zur Dysbalance des Stoffwechsels?

Der menschliche Organismus ist eine Batterie, die sich durch die Zufuhr von Nahrung auflädt. Ohne Energie keine Körperfunktion, kein Wohlbefinden, keine Gesundheit.

Entzieht aber die dem Körper zugeführte Nahrung dem Organismus Energie, rebellieren die Nerven und setzen Botenstoffe ins

Falsche Ernährungsgewohnheiten entziehen dem Körper zu rasch Energie.

Gewebe frei, die Unwohlsein verursachen (bei Reflux etwa die typischen Beschwerden wie Sodbrennen, Hals-, Mund-, Zungenbrennen). Außerdem kann der Körper auch die zugeführte Energie nicht mehr speichern, weshalb sich die Batterie rasch entleert. Der schwache „Körper-Akku" lässt aber nicht nur Refluxbeschwerden entstehen. Der Energiemangel löst Schwäche, Schweißausbrüche, Müdigkeit und Abgeschlagenheit nach dem Essen aus. Nicht selten treten auch depressive Verstimmungen auf. Denn die Körperbatterie hat sich beim Essen entleert, anstatt sich aufzuladen.

Der Körper braucht die Energie aber nicht nur untertags, sondern auch beim Schlafen. Ein Energiemangel kann zu Albträumen, Schlafstörungen und Auftreten von Kaltschweiß führen.

Ursache für diesen Energieraub sind sogenannte Energiefresser. Diese können sein:

1. die dem Körper zugeführte Nahrung (konzentrierter Zucker, Alkohol, Nikotin und Drogen)
2. ein Gewebe mit einem erhöhten Energieumsatz (Polyp, Tumor, Entzündung)
3. herabgesetzte Speicherfunktion für Energie (schwache Körperbatterie)
4. oder eine Kombination aus den Punkten 1–3

Somit muss vor Beginn jeder Refluxbehandlung **immer** ein Energiefresser im Körper (Tumor, Polyp, Entzündung) ausgeschlossen werden. Das geschieht mit einer aussagekräftigen Durchuntersuchung (genaue Blutanalyse, Röntgen, Herz-/Lungen-Untersuchung, Endoskopien etc.).

Der häufigste Grund für die Dysbalance des Stoffwechsels ist der unter Punkt 1 genannte: Die Zufuhr von konzentriertem Zucker – oft gepaart mit Bewegungsmangel – entzieht dem Körper bei der Verdauung Energie. Das schafft ein besonders günstiges Milieu für verschiedenste Krankheiten, etwa die Refluxkrankheit.

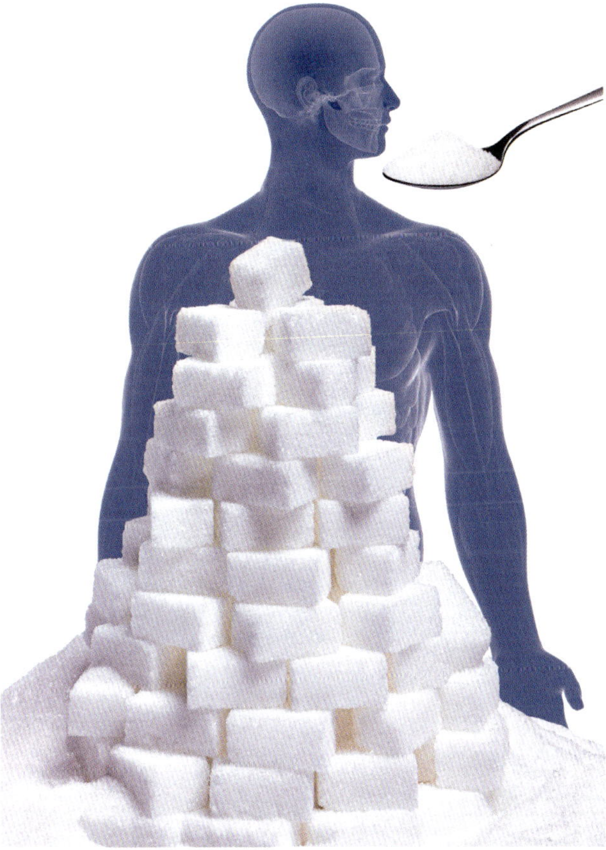

Konzentrierter Zucker entzieht dem Körper Energie.

Weitere, seltene Ursachen

In sehr seltenen Fällen ist eine angeborene generelle Bindegewebsschwäche Ursache für die Erschlaffung des Anti-Reflux-Ventils. Auch ein Bauchtrauma, beispielsweise durch einen schweren Verkehrsunfall bedingt, kann zu einer Funktionsstörung des Schließmuskels führen.

Konzentrierter Zucker

Zucker findet sich in tierischen und pflanzlichen Nahrungsmitteln gemeinsam mit anderen Bestandteilen wie Eiweißstoffen, Vitaminen und Spurenelementen. Wird der Zucker im Rahmen der Zubereitung der Nahrung aus seiner natürlichen Hülle, also aus dem Verbund mit anderen Bestandteilen herausgelöst, entsteht sogenannter konzentrierter Zucker (= raffinierter Zucker). Das Herauslösen geschieht zum Beispiel beim Kochen in heißem Wasser oder beim Dünsten eines Nahrungsmittels sowie beim Pressen eines Fruchtsafts, beim Schälen einer Orange etc.

Andere Nahrungsmittel, wie etwa die Gruppe der Keimlinge (Bohnen, Zwiebeln, Kartoffeln), enthalten bereits von Haus aus konzentrierten Zucker. Auch in alkoholischen Getränken sind zum Teil beträchtliche Mengen an konzentriertem Zucker enthalten.

Ist man dafür anfällig, entzieht der konzentrierte Zucker dem Körper im Rahmen der Verdauung Energie. Dieser rasche Energieentzug macht sich dann nach dem Essen mit Müdigkeit und Beschwerden bemerkbar. Die Anfälligkeit, auf die Zufuhr von konzentriertem Zucker mit einem Energieentzug zu reagieren, kann vererbt sein oder wird im Laufe der Jahre und Jahrzehnte erworben.

Eine weiterer Grund, warum uns oft die Energie zu rasch abhandenkommt, sind so genannte Nahrungsmittelunverträglichkeiten. Hier wehrt sich der Körper gegen die Zufuhr bestimmter Lebensmittel oder Zusatzstoffe (Getreide, Konservierungsmittel, Milch, Zucker etc.). Die Abwehr des Körpers gegen diese Nährstoffe zeigt sich in Form einer Immunreaktion mit ganz charakteristischen Symptomen: Bauchschmerzen, Völlegefühl, Übelkeit, Blähungen, Durchfall. Ebenfalls typisch ist, dass diese üblicherweise 10–30 Minuten nach dem Genuss der entsprechenden Nahrungsmittel auftreten.

Energiefresser schwächen das Anti-Reflux-Ventil

Der Energiefresser (konzentrierter Zucker, Tumor etc.) löst Unregelmäßigkeiten im Stoffwechsel aus, die zu Energiemangel und Nervenreizungen und letztlich zu den erwähnten Beschwerden führen. Diese machen sich – je nach erblicher Veranlagung – unterhalb des Zwerchfells (Magenschmerzen/-brennen) oberhalb des Zwerchfells (Sodbrennen) oder im Hals (Mund-, Zungen-, Rachenbrennen & Knödel-Globus-Gefühl) bemerkbar. Da die Schwachpunkte im Stoffwechsel, also die Stellen, an denen Beschwerden vermehrt auftreten, sehr oft genetisch bedingt sind, ist es wichtig, allfällige Erkrankungen der Eltern und Großeltern zu erfahren. Sind in der Familie bereits Fälle von hartnäckigem Reflux oder von Speiseröhrenkrebs aufgetreten, sollte spätestens im Alter von 40 Jahren die erste vorsorgliche Magen- und Speiseröhrenspiegelung vorgenommen werden.

Bei familiärer Vorbelastung sollte spätestens mit 40 eine vorsorgliche Magen- und Speiseröhren-Spiegelung erfolgen.

Da die Beschwerden durch Energiemangel verursacht werden, treten sie wie erwähnt nie beim Essen auf, sondern immer 30 bis 60 Minuten danach. Viele kennen auch diese typische Müdigkeit, wenn man nach dem Mittagessen seine Arbeit wiederaufnimmt.

Die Dysbalance des Stoffwechsels verursacht aber nicht nur Schmerzen in der Speiseröhre, im Hals oder in der Lunge (Asthma). Es geschieht noch etwas ganz Wesentliches: Sie führt dazu, dass das Anti-Reflux-Ventil im Ausgang der Speiseröhre geschwächt und undicht wird. Vermehrter Reflux nach dem Essen oder Trinken ist die Folge. Sodbrennen und andere Refluxbeschwerden nehmen zu.

Anatomie und Funktion der Speiseröhre

Warum schadet die Dysbalance, also die aus dem Gleichgewicht geratene Verdauung, unserer Speiseröhre? Zuerst müssen wir uns einmal ansehen, wie Letztere durch den Körper verläuft. Die Speiseröhre dient dem Transport der Nahrung und reicht vom Hals bis zum Magen. Auf ihrem Weg zieht die Speiseröhre durch den Brustraum. Diesen verlässt sie durch eine anfangs normal große Lücke im Zwerchfell, unserem Atemmuskel. Unterhalb des Zwerchfells erstreckt sich die Speiseröhre noch 5–6 cm weiter, um dann in den Magen zu münden. Im Ausgang der Speiseröhre befindet sich das Anti-Reflux-Ventil, das man sich als einen etwa faustgroßen Verschluss vorstellen muss. Dieser öffnet nur beim Schlucken, Rülpsen oder Erbrechen.

Nahrung wird im Mundraum durch Zähne, Zunge und die Sekrete der Speicheldrüsen in Brei verwandelt, der durch den oberen Schließmuskel der Speiseröhre im Hals geschluckt wird. Während des Schluckens öffnet sich auch das Anti-Reflux-Ventil im Ausgang

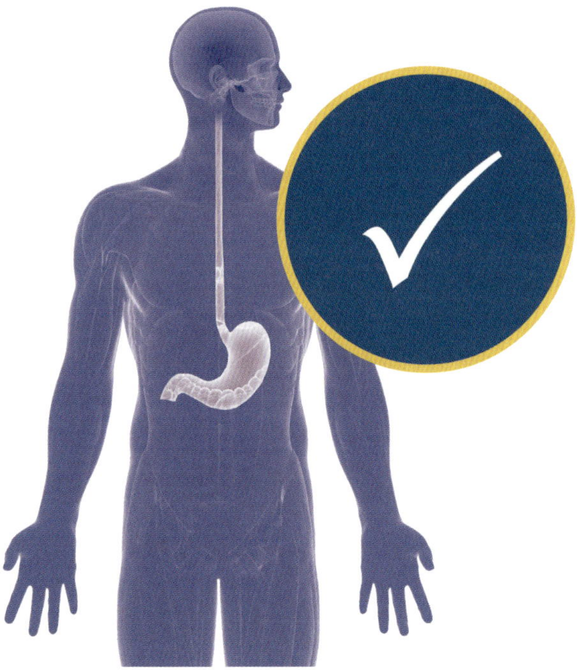

Verdauungstrakt im Normalzustand

der Speiseröhre. Gleichzeitig tritt die Speiseröhre in Aktion und pumpt Festes, Breiiges und Flüssiges durch ihren Ausgang in den Magen. Hier stürzen sich die aggressive Magensäure, die Galle aus dem Zwölffingerdarm (Duodenum) sowie Enzyme (Pepsin) auf die Nahrung, um diese weiterzuverdauen. Aus dem Magen gelangt der Speisebrei durch den „Pförtner" im Ausgang des Magens in den Zwölffingerdarm. Von da geht es weiter durch den drei bis vier Meter langen Dünndarm, wo die Nahrung in ihre Bestandteile zerlegt und in die Blutbahn aufgenommen wird. Im Dickdarm erfolgt dann die Eindickung des Stuhls, der im Mastdarm gespeichert und im Rahmen der Verdauung entleert wird. So weit, so gut. Wie kommt es aber nun zum Reflux?

Wie schon ausgeführt, endet die Speiseröhre auf Höhe des Zwerchfells mit dem Anti-Reflux-Ventil. Dieses ist normalerweise verschlossen und dichtet die Speiseröhre gegen den Magen hin ab. So stellt es sicher, dass der Mageninhalt im Magen bleibt und nicht in die Speiseröhre zurückfließt. Diese Funktion ist sehr wichtig, da der Mageninhalt (Säure, Galle, Enzyme) sehr aggressiv ist und die Speiseröhre verätzen und entzünden kann. Dem Magen machen Säure und Galle nichts aus, da dessen Innenauskleidung (Schleimhaut) einen entsprechenden Schutzmechanismus besitzt. Der Magen ist das saure Milieu sozusagen gewohnt. Nicht aber die Speiseröhre. Deren Schleimhaut kann durch den Mageninhalt innerhalb kürzester Zeit entzündet werden. Die Folge dieser Säureattacke sind akute Schmerzen (Sodbrennen) und Gewebsveränderungen.

Ist das Anti-Reflux-Ventil intakt, kann der aggressive Mageninhalt (Säure, Galle, Enzyme) nicht zurückfließen.

Die Speiseröhre als Spiegel der Seele

Der Lebensstil, vor allem unsere heutigen Ernährungsgewohnheiten, haben dazu beigetragen, dass die Speiseröhre zum Spiegel der Seele geworden ist.

Ähnlich einem modernen Theaterstück, das oft die Unzufriedenheit und den Frust von Menschen widerspiegelt, ist die Speiseröhre geradezu zum „Blitzableiter" für eine leidende Seele geworden. Und Leidensdruck gibt es heute genug: Ob Beruf oder Privatleben – die Technik dominiert uns immer mehr. Alles muss schnell, am besten sofort, erledigt werden. Es gibt keine Zeit und auch keine Auszeit mehr. Viele Menschen sind dank Smartphone, Tablet und Co. auch im Urlaub jederzeit erreichbar oder glauben, sie müssten es als guter Mitarbeiter eben sein. Das schafft permanenten Druck und innere Anspannung. Wie ein Dämon verdeckt das Schillernde des modernen Lebens das Wesentliche: den Bezug des Menschen zu seinem Sein. So kommt es zum Krank-Sein.

Wie negativer Stress sich auf die Speiseröhre schlagen kann

Konkret muss man sich das so vorstellen: Hals und Speiseröhre sind von Nerven versorgt, die im Gehirn entspringen. Unangenehme Wahrnehmungen erregen das Gehirn und drücken sozusagen auf die Anteile des Gehirns, aus denen die Nerven für Hals und Speiseröhre entspringen. Bewusste und unbewusste („Erinnerungskiste") Wahrnehmungen werden also im Gehirn verarbeitet und entladen sich über Hals und Speiseöhre. Damit schafft sich Unangenehmes Luft, lässt sozusagen Dampf ab. Stimuliert vom Gehirn, geben nun Hals und Speiseröhre Frustgefühle als Zeichen (= Symptome) wieder, die man richtig verstehen und in entsprechende therapeutische Schritte übersetzen sollte.

Emotionaler Stress lässt Frust entstehen

Der Frust umfasst ein großes Spektrum und ist dementsprechend vielseitig „geflochten": „Ich kann es nicht mehr schlucken", „Mir steht es bis zum Hals", „Etwas stößt mir auf", „Es würgt mich, wenn ich daran nur denke", „Es erzeugt in mir eine Übelkeit, wenn ich daran denken muss, wieder hinübergehen zu müssen, um meine Angehörigen zu pflegen", „Ich habe mich daran verbrannt" etc. sind nicht nur Redensarten, sondern treffen wesentliche wunde Punkte: emotionaler Stress durch existenzielle Sorgen, Angst vor dem Verlust des Arbeitsplatzes oder Beziehungsprobleme.

Dabei geht es aber im Wesentlichen immer nur um eines: Der Mensch fühlt einen „Ausbleib", also einen Mangel an Zuwendung,

Respekt, Zärtlichkeit und Liebe. Deshalb sollten bei Diagnose und Therapie von Reflux seelische Aspekte immer berücksichtigt werden (Psychosomatik, Mental Coaching). Eine entsprechende Offenheit für die Bedeutung der Grundstimmung und der Lebensumstände des Patienten hilft diesem, seine Krankheit besser zu verstehen und hilft ihm beim Gesundwerden.

Mitursache: ein empfundener Mangel an Verständnis und Zuwendung

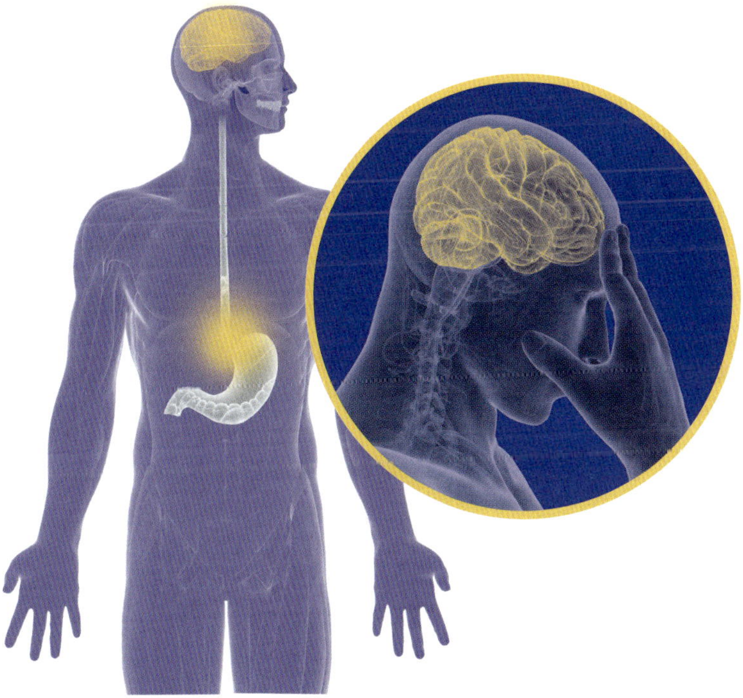

Beziehungsprobleme, familiäre Sorgen und Angst um die berufliche Existenz können sich negativ auf Magen und Speiseröhre auswirken.

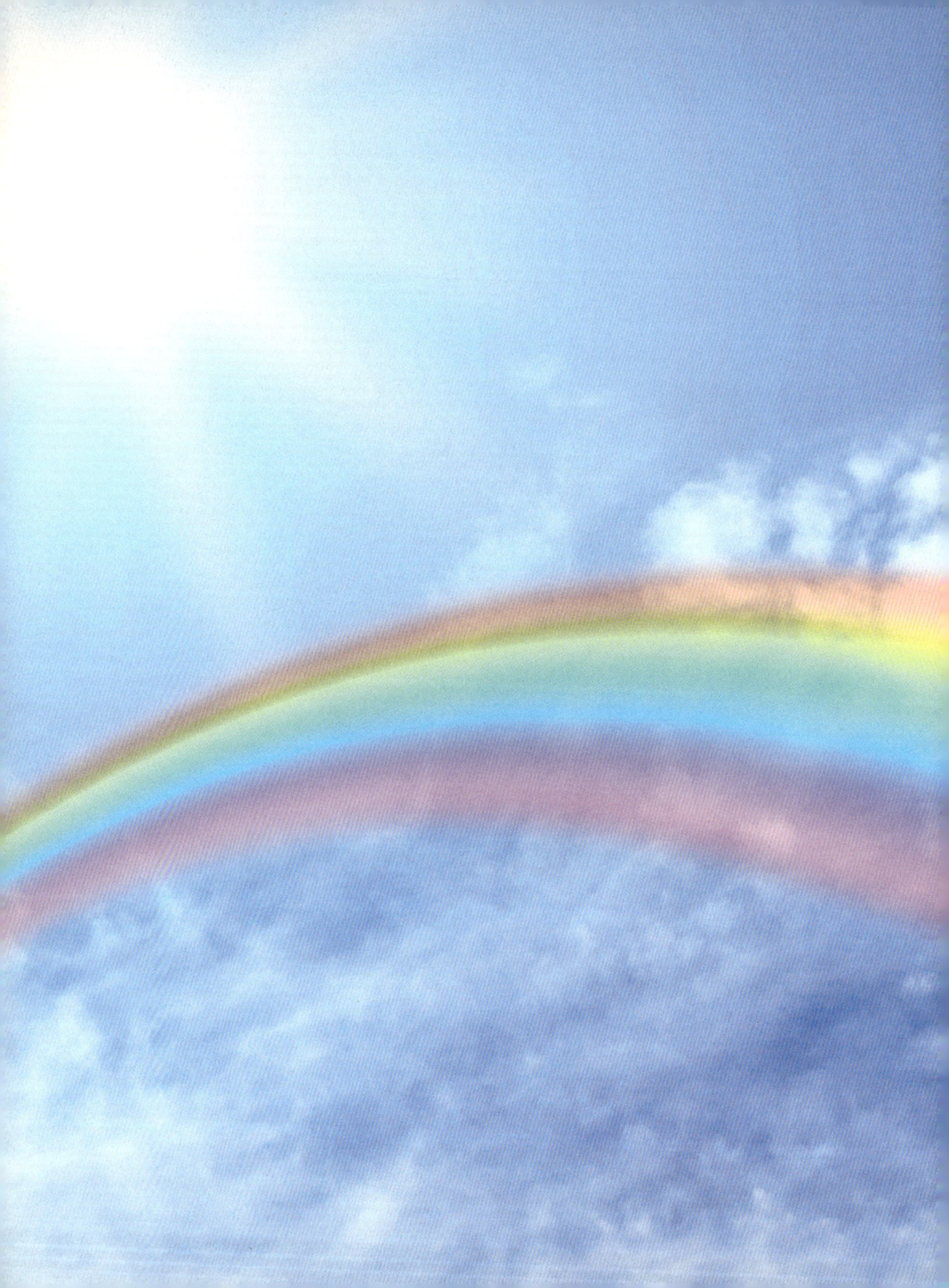

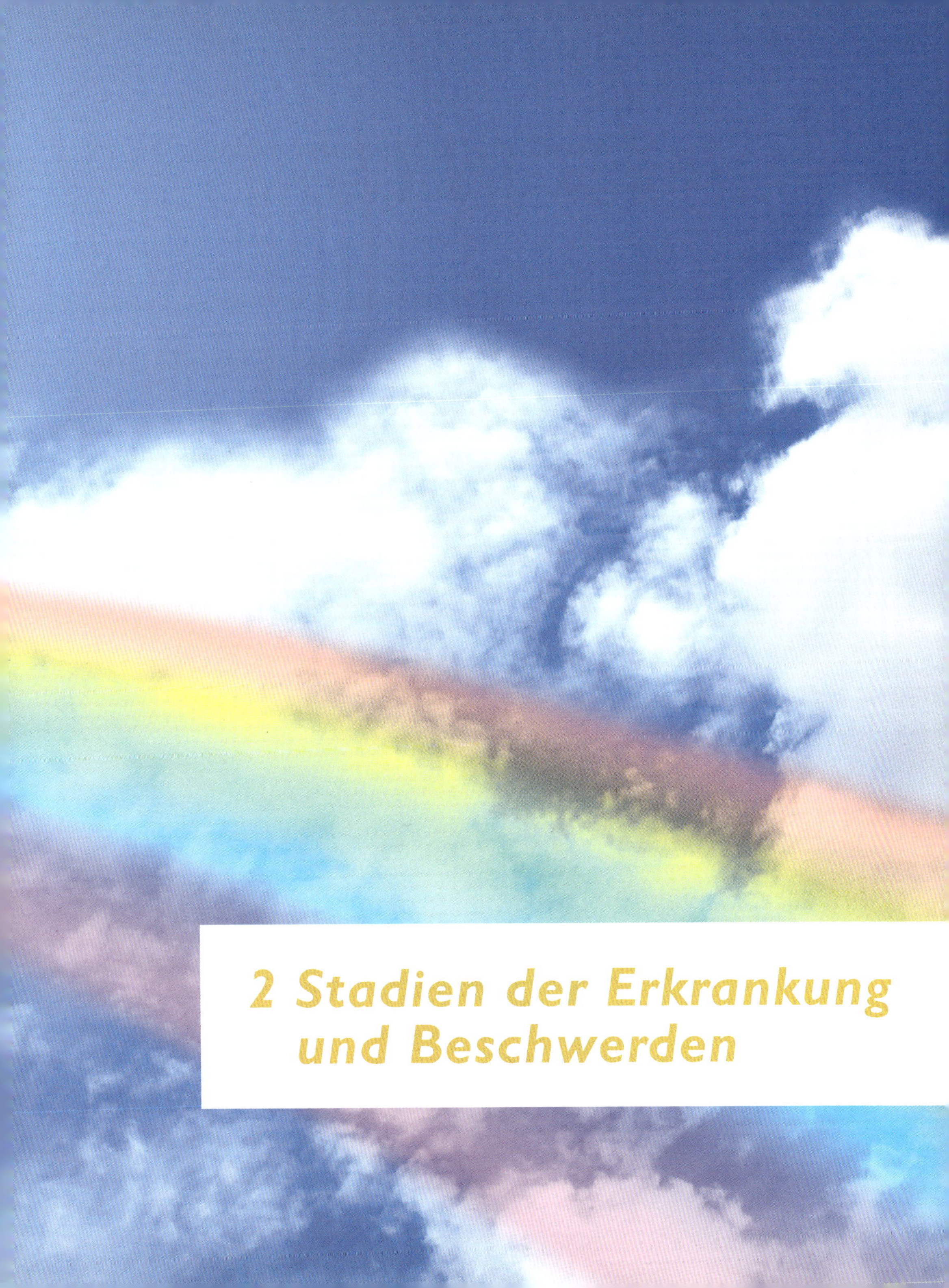

2 Stadien der Erkrankung und Beschwerden

Frühstadium der Refluxkrankheit:
Der vermeintliche Magenschmerz

Überdehnungen des Magens machen den Ausgang der Speiseröhre undicht.

Durch ungesundes Essverhalten (zu viel, zu oft, zu süß und zu fett) wird der Magen bei jeder Mahlzeit überdehnt. Diese Überdehnungen des Magens pflanzen sich in den Ausgang der Speiseröhre fort und dieser kann mit der Zeit den Überdehnungen nicht mehr standhalten: Er wird entfaltet und bleibt geöffnet. Die Folge: Der Ausgang der Speiseröhre wird undicht, es kommt zu Reflux (Rückfluss) von Mageninhalt in den Ausgang der Speiseröhre. Da sich dieser unterhalb des Zwerchfells befindet, werden die Beschwerden in der Magengrube, zumeist im linken Oberbauch, wahrgenommen. Sie treten, wie schon in Kapitel 1 ausgeführt, typischer-

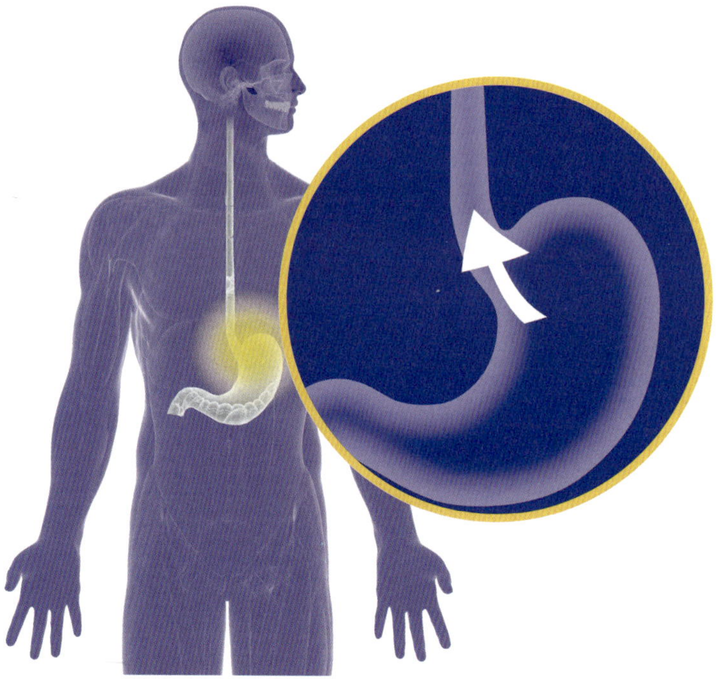

Frühstadium: Undichtes Anti-Reflux-Ventil

weise 30 bis 60 Minuten nach dem Essen auf. Da der Magen das Verzehrte nicht vollständig weitertransportiert, können sich ein unangenehmes Völlegefühl oder Blähungen dazugesellen. Oft lindert das Nachtrinken von Wasser die Beschwerden. Außerdem kommt es zu Müdigkeit, gegen die Kaffee und Tee oft wirkungslos bleiben. Als Betroffener vermutet man, Magenschmerzen zu haben oder tippt gar auf Gastritis. In Wirklichkeit ist der Magen aber ganz unschuldig daran. Die Beschwerden entstehen durch den Reflux von Mageninhalt in den Ausgang der Speiseröhre, weil das Anti-Reflux-Ventil undicht geworden ist. Das ist das Frühstadium der gastroösophagealen Refluxkrankheit, kurz: Reflux.

Was sich wie Magenschmerz anfühlt, ist zumeist das Frühstadium von Reflux.

Die konsumierte Nahrung schwächt nicht nur das Anti-Reflux-Ventil, sondern auch den Stoffwechsel. Die Beschwerden und die Müdigkeit 30 bis 60 Minuten nach dem Essen sind ein Symptom des Energiemangels, der auf eine vorübergehende Dysbalance des Stoffwechsels zurückgeht. Wie in Kapitel 1 erläutert, ist das der Zustand, in dem die Körperbatterie entleert ist und folglich ein Gefühl der Schwäche entsteht (Abgeschlagenheit, Schwitzen, Kopf- & Gliederschmerzen).

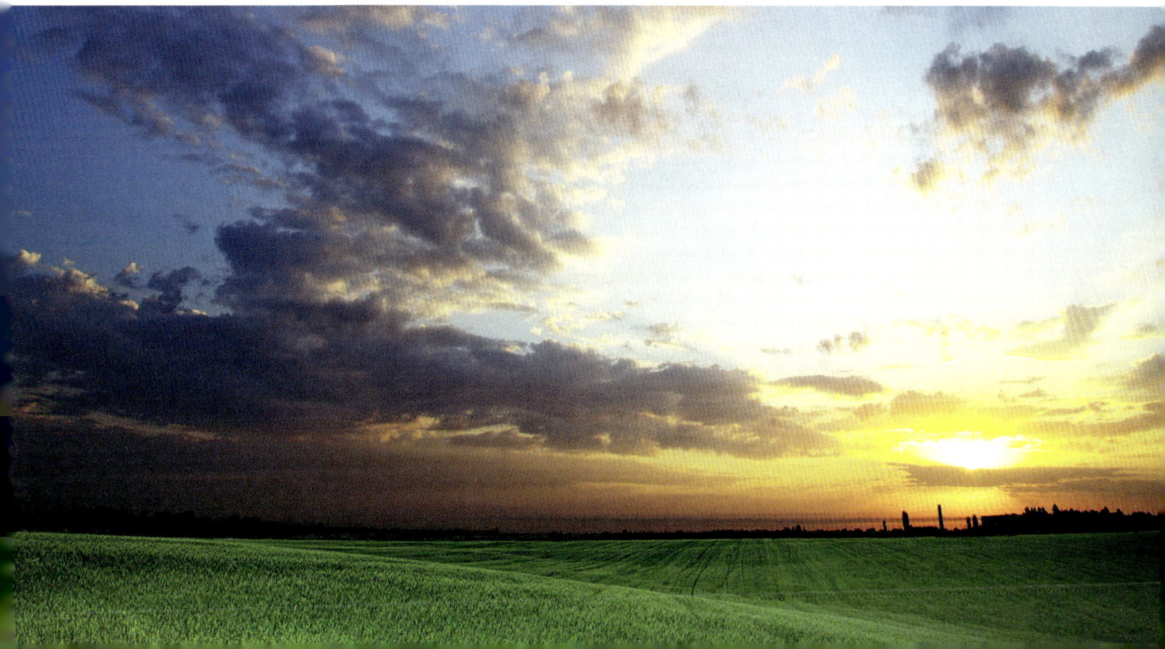

Fassen wir noch einmal die Beschwerden im Frühstadium der Refluxkrankheit zusammen. Teilweise sprechen diese Beschwerden auf eine Therapie mit einem Magensäureblocker (Protonenpumpen-Inhibitor, PPI) an.

Beschwerden im Frühstadium der Refluxkrankheit

Beschwerden	Ansprechen auf Magensäureblocker (PPI)
Magenschmerzen, -drücken, -brennen	meistens
Stein-im-Magen-Gefühl	teilweise
Völlegefühl, Blähungen	teilweise
Knödelgefühl im Hals	nein
Halsbrennen, -schmerzen	teilweise
Hustenreiz, Räuspern	teilweise
Zungenbrennen	teilweise
Schluckstörung, -schmerzen	teilweise

Anmerkung: Das Nichtansprechen der Beschwerden auf Magensäureblocker weist auf die Dysbalance des Stoffwechsels hin.

Mittleres Stadium der Refluxkrankheit: „Speiseröhren-Trompete“ mit Sodbrennen, Brustschmerzen, Halsbeschwerden, Asthma

Im mittleren Stadium sind Sodbrennen und saures Aufstoßen typisch.

Mit der Zeit kann das falsche Essverhalten (zu viel, zu fett, zu viel konzentrierter Zucker; siehe ausführlicher dazu Kapitel 6) dazu führen, dass der Ausgang der Speiseröhre unterhalb des Zwerchfell-Niveaus irgendwann ausgeleiert ist. Er verformt sich wie eine Trompete (und wird daher im Folgenden auch als Speiseröhren-Trompete bezeichnet). Dadurch wird das Anti-Reflux-Ventil kürzer und undicht. Die Folge: Es schließt nicht mehr richtig, und so kommt es zu Reflux in die Speiseröhre mit Sodbrennen und saurem Aufstoßen. Dieser Rückfluss gelangt nun meist ungehindert – vor allem im Liegen – bis in den Hals. Das führt zu den oft nachts oder morgens auftretenden Halsbeschwerden (Brennen, Räuspern, trockener Husten) bis hin zu Asthmaanfällen, wenn der Reflux bis in die Lunge gelangt.

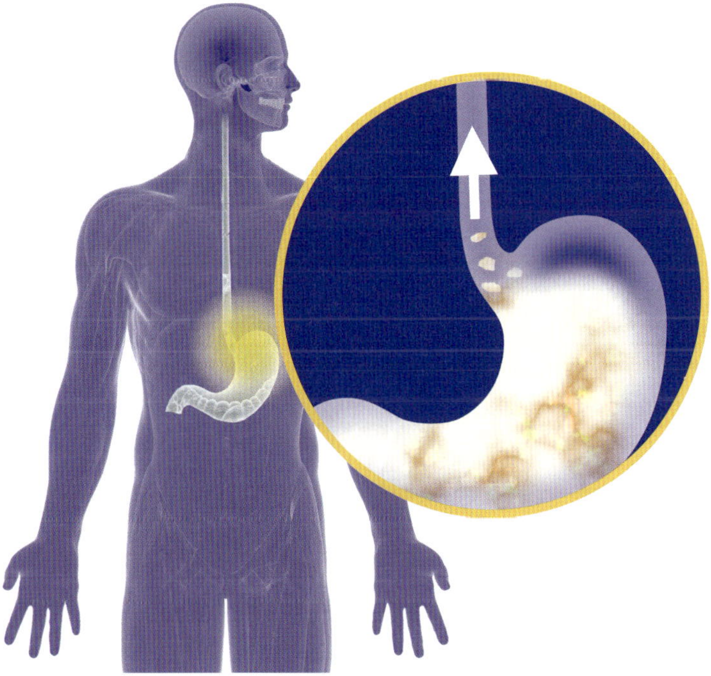

Mittleres Stadium: Die festen Nahrungsbestandteile fließen in die Speiseröhre zurück.

Das typische Völlegefühl nach dem Essen sowie der Eindruck, einen Stein im Magen liegen zu haben, zeigen, dass Letzterer nicht mehr normal entleert. Das verstärkt den Reflux. Denn das, was im Magen liegt, nimmt nicht den normalen Verdauungsweg nach unten, sondern fließt nach oben in die Speiseröhre zurück. Das ist bereits das mittlere Stadium von Reflux. Bei rund 30 % (!) aller betroffenen Patienten liegt zum Zeitpunkt der Diagnosestellung bereits das Hauptstadium bzw. mittlere Stadium vor (siehe auch Tabelle Seite 56).

Fortgeschrittenes Stadium der Refluxkrankheit

Im fortgeschrittenen Stadium liegt üblicherweise ein Zwerchfellbruch vor.

Wenn Teile des Magens über das Niveau des Zwerchfells hinaufragen, sprechen wir von einer Hernie, einem Zwerchfellbruch, den entgegen vieler Fehldiagnosen aber nur ca. 10 % aller Personen mit Refluxbeschwerden tatsächlich haben. Diese zeigt sich nicht in der Magen- und Speiseröhrenspiegelung, sondern erst nach Analyse der Gewebeproben aus diesem Bereich. Dazu muss man die Gewebeprobe exakt mit der anatomischen Lage der Entnahmestelle vergleichen. Ist die Gewebeprobe vom Typus Refluxschleimhaut der Speiseröhre, liegt noch kein Zwerchfellbruch vor. Zeigt sich unter dem Mikroskop Magenschleimhaut, handelt es sich um einen Zwerchfellbruch und somit um ein fortgeschrittenes Stadium der Refluxkrankheit.

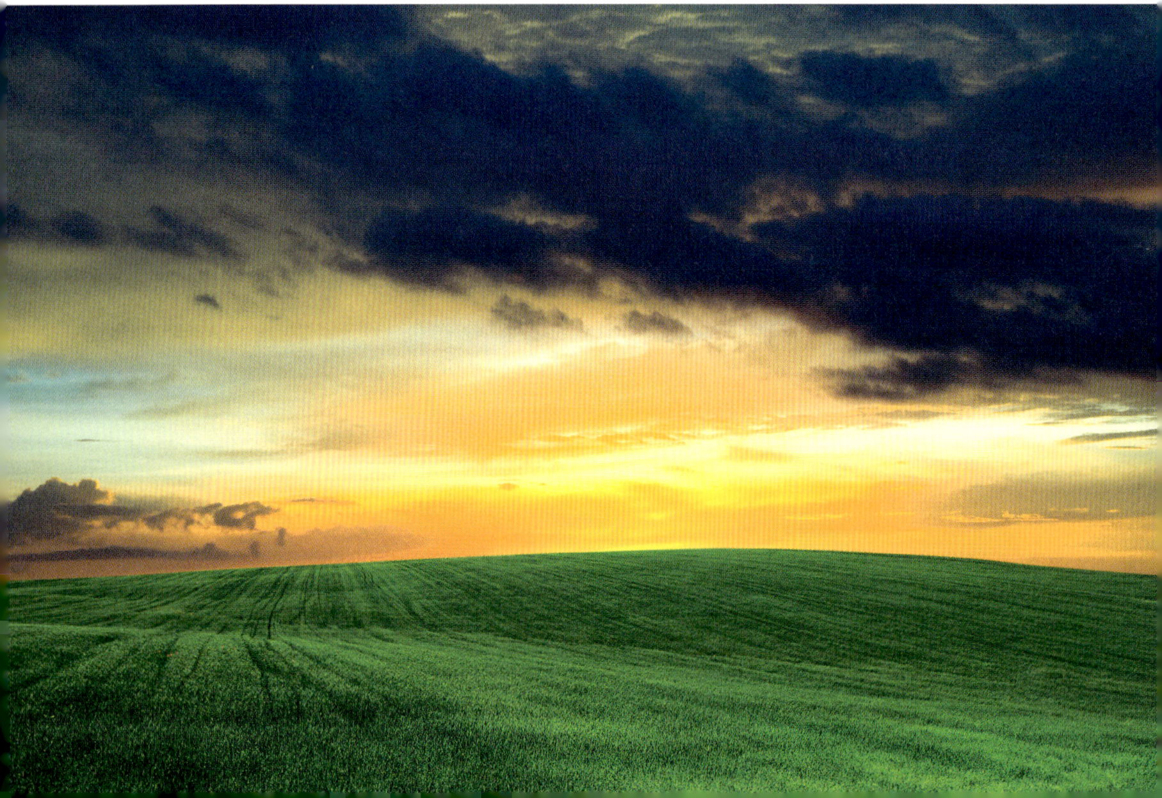

Die folgende Tabelle fasst die Beschwerden im mittleren Stadium sowie im fortgeschrittenen Stadium von Reflux zusammen. Auch hier gilt, dass diese meist bzw. teilweise auf eine Therapie mit einem Magensäureblocker (PPI) ansprechen:

Beschwerden im mittleren und fortgeschrittenen Reflux-Stadium

	Mittleres Stadium	Fortgeschrittenes Stadium
Beschwerden	**Ansprechen auf Magensäureblocker (PPI)**	**Ansprechen auf Magensäureblocker (PPI)**
Sodbrennen	meist	teilweise
saures Aufstoßen	meist	teilweise
Rückfluss von Mageninhalt in die Speiseröhre	meist	nein
Brustschmerzen	teilweise	teilweise
Schluckstörung, -schmerzen	meist	nein
Hustenreiz, Räuspern, Heiserkeit	teilweise	nein
Halsbrennen, -schmerzen, Zungenbrennen	teilweise	teilweise
Ohren- und Kieferschmerzen	teilweise	teilweise
Zahnschmerzen	nein	nein
Asthma	teilweise	teilweise

Im fortgeschrittenen Stadium attackiert der Reflux von Magensäure auch den Zahnschmelz und das Zahnfleisch. Zahnschmerzen und Zahnfleischbluten sind die Folge. Deshalb sollte man bei Zahnschmerzen und chronischem Sodbrennen immer an Reflux als mögliche Ursache denken.

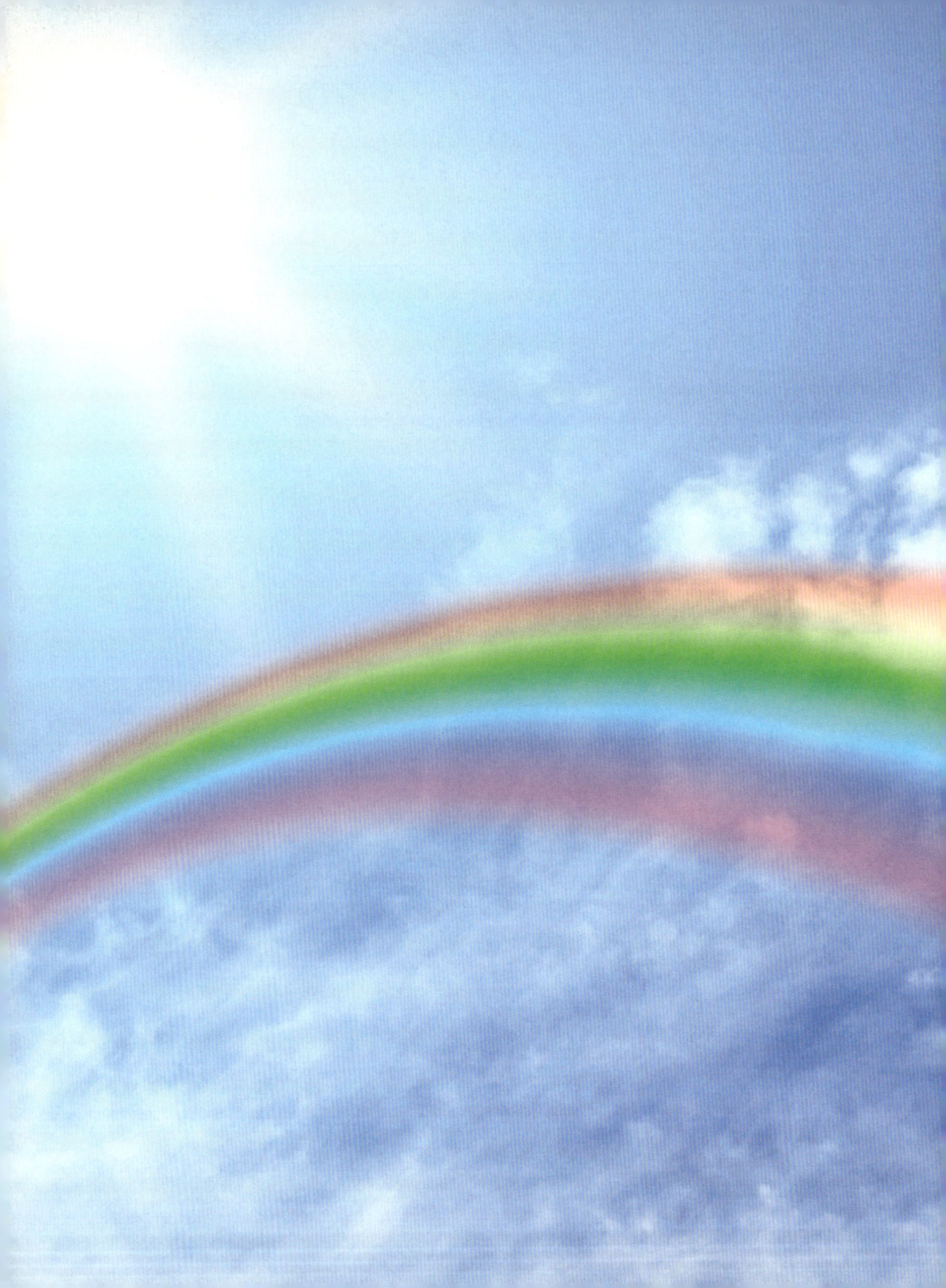

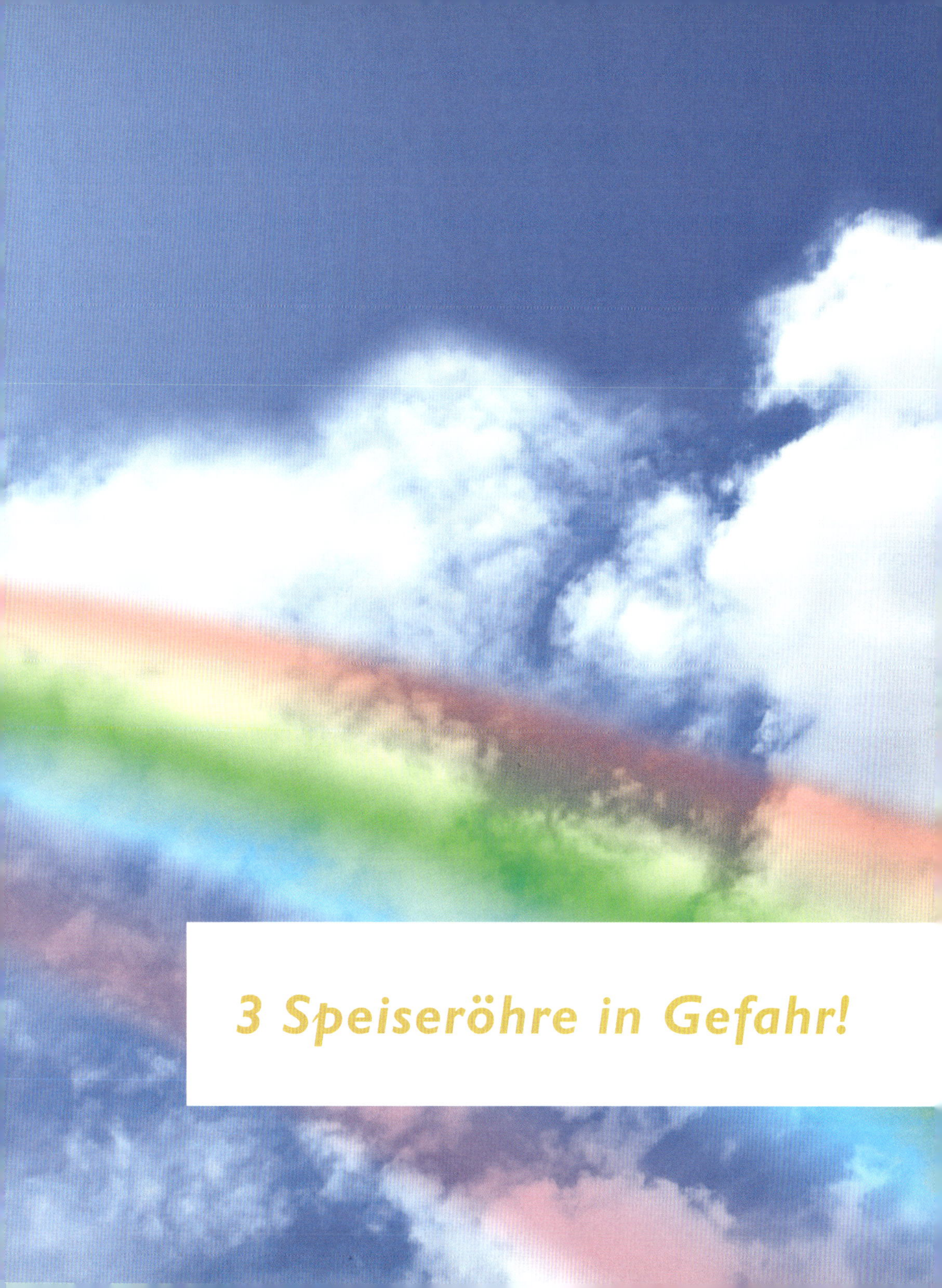

3 Speiseröhre in Gefahr!

Beschwerden und Gewebsveränderungen

Wir haben gesehen, dass die Refluxkrankheit unterschiedliche Beschwerden verursacht. Aber, und das ist sehr wichtig: Reflux macht nicht nur Beschwerden, er schädigt leider auch das Gewebe der Speiseröhre.

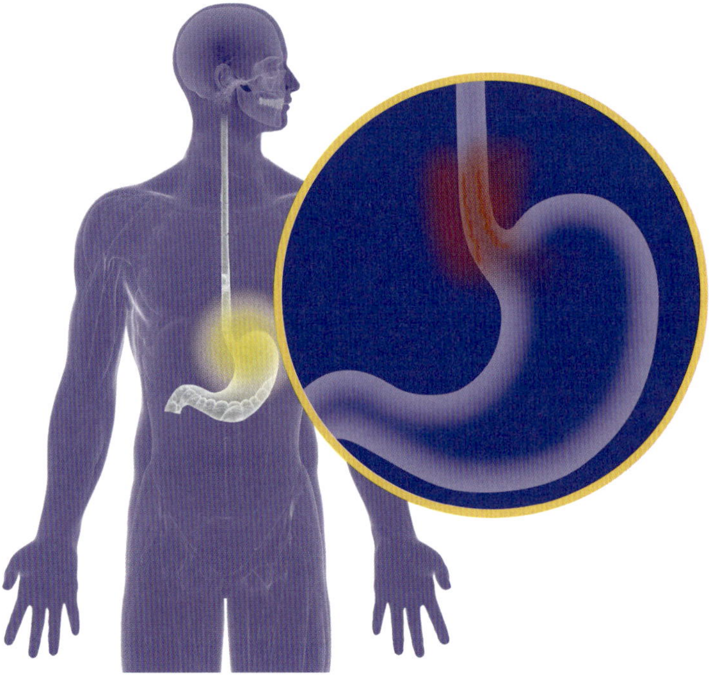

Veränderte Schleimhaut in der unteren Speiseröhre

Die immer wiederkehrende Entzündung der Speiseröhre reizt nicht nur die Nerven und macht Beschwerden, sondern führt auch dazu, dass sich die Innenauskleidung der Speiseröhre – die Schleimhaut – umwandelt.

Durch den Rückfluss von Mageninhalt stimuliert, tauscht die Speiseröhre die normale Schleimhaut gegen eine sogenannte Refluxschleimhaut. Diese sieht der Magenschleimhaut zum Verwechseln ähnlich. Aufgrund ihrer biologischen Eigenschaften ist sie aber im Vergleich zur normalen Schleimhaut der Speiseröhre widerstandsfähiger gegen den zurückfließenden Mageninhalt. Sie ist also nicht mehr so schmerzempfindlich, typisches Sodbrennen wird kaum oder nicht mehr wahrgenommen. Und genau das ist das Tückische: Da das Warnsignal Schmerz aufgrund der mittlerweile wenig schmerzempfindlichen Refluxschleimhaut ausbleibt, kann unbemerkt ein gefährlicher Krebs der Speiseröhre heranreifen. 90 % (!) aller davon Betroffenen hatten ihren Angaben nach keine nennenswerten Beschwerden.

Tückisch: Hat sich erst einmal Refluxschleimhaut gebildet, spürt man den Schmerz kaum mehr.

Die Bildung der „Speiseröhren-Trompete“

Die Typen der Speiseröhren-Trompete

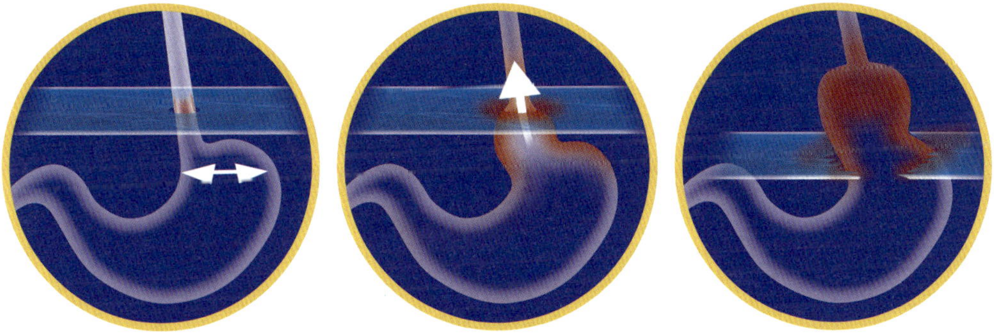

Typ A: Normalzustand — Typ B: Kleine Trompete — Typ C: Große Trompete

Normalerweise mündet die Speiseröhre 5–6 cm unterhalb des Zwerchfell-Niveaus in den Magen (Typ A). Den Ausgang der Speiseröhre bildet das Anti-Reflux-Ventil, das einen Anteil über, einen im und auch einen unter dem Zwerchfell-Niveau hat. Die Dicke des Zwerchfells (die Länge der Lücke) beträgt ca. 2–3 cm.
Wie schon beschrieben, führen jahrelange falsche Ernährungsgewohnheiten allmählich dazu, dass der Ausgang der Speiseröhre,

also das Anti-Reflux-Ventil, von unten nach oben ausleiert und sich wie ein Trichter öffnet. Die „Speiseröhren-Trompete" entsteht. Mangels ausreichender Schließmuskelfunktion weitet sie sich im Ausgang der Speiseröhre zunehmend aus, wird von Reflux attackiert und folglich zur Gänze von der Refluxschleimhaut ausgekleidet, was ihr ein magenähnliches Aussehen verleiht.

Zuerst bildet sich die Trompete bei einer normal weiten Lücke im Zwerchfell (Typ B). Dies entspricht dem Frühstadium der Refluxkrankheit.

Mit der Zeit ragt die mit Refluxschleimhaut ausgekleidete Trompete über das Zwerchfell-Niveau hinaus (Typ C), die Lücke im Zwerchfell vergrößert sich. Dies ist das mittlere Stadium der Refluxerkrankung.

Zwerchfellbruch oder doch nicht?

Da die Refluxschleimhaut wie Magenschleimhaut aussieht, scheint es, dass der Magen über das Zwerchfell hinauf verlagert wäre. In diesem Stadium wird immer noch häufig die Diagnose „Zwerchfellbruch", in der Fachsprache als Hiatushernie (lat. hiatus = Öffnung, Lücke; griech. hernios = Knospen) bezeichnet, gestellt. Dazu kommt, dass die Bezeichnung Zwerchfellbruch generell etwas irreführend ist. Denn es ist nichts gebrochen, nur die Lücke im Zwerchfell ist größer geworden.

In den Befunden lesen Sie dann „klaffende Cardia" oder „kleine, inzipiente, faustgroße Hernie" (das Wort Cardia bezeichnet den „Eingang des Magens").

Refluxschleimhaut wird oft mit Magenschleimhaut verwechselt.

Das Anti-Reflux-Ventil ist ausgeleiert und hat die Form einer „Trompete" angenommen. Wird diese länger und weiter, schiebt sie das Zwerchfell zur Seite. Als Folge wird die Lücke im Zwerchfell zwar größer, die Speiseröhre selbst verläuft aber immer noch ganz regulär durch diese hindurch. Ein Zwerchfellbruch liegt allerdings nicht vor, da der Ausgang der Speiseröhre wie eine Trompete in einer nunmehr ausgeweiteten Lücke des Zwerchfells liegt. Erst wenn, wie bereits erwähnt, der Magen über das Niveau des Zwerchfells hinaufragt, sprechen wir von einer Hiatushernie, also einem Zwerchfellbruch. Und diesen haben laut langjährigen Beobachtungen nur ca. 10 % aller Reflux-Patienten tatsächlich. Die Unterscheidung ist deshalb so wichtig, da die vorschnelle Diagnose „Zwerchfellbruch" oft auch Auswirkungen auf das Behandlungskonzept hat. Näheres dazu finden Sie in Kapitel 5.

Nur 10 % aller Reflux-Patienten haben einen Zwerchfellbruch.

Um es nochmals zu betonen: Bei der Spiegelung der Speiseröhre sieht die Refluxschleimhaut genauso aus wie die Schleimhaut des Magens. Deshalb hielt man Erstere fälschlicherweise für den Eingang des Magens. Eine Magen- und Speiseröhrenspiegelung ist daher zur Klärung dieser Frage zu wenig aussagekräftig. Erst die Untersuchung von Gewebeproben durch den Pathologen bringt

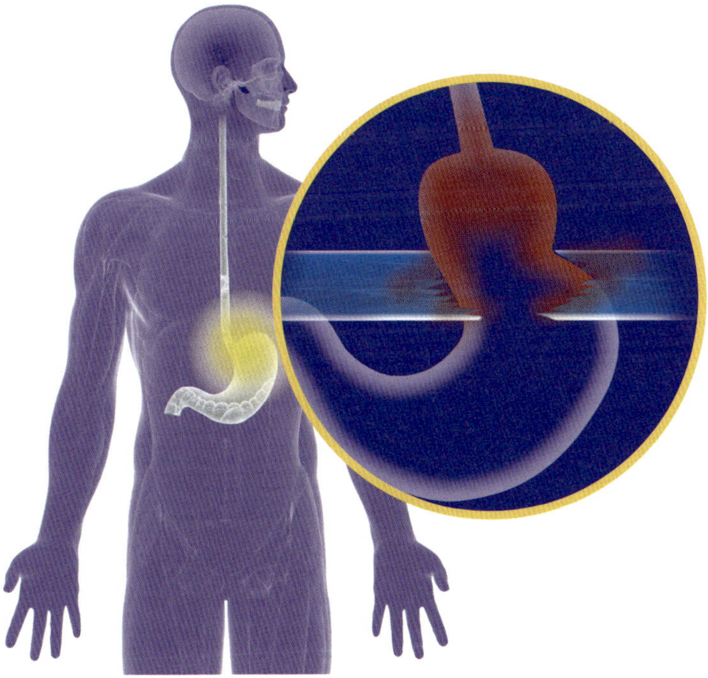

Zwerchfellbruch: Der Magen ragt über das Niveau des Zwerchfells hinaus.

ausreichend Gewissheit, ob es sich um Schleimhaut der Speiseröhre oder des Magens handelt, der sich bereits durch die Lücke des Zwerchfells zieht. Bei der Befunderstellung werden die Gewebstype (Refluxschleimhaut der Speiseröhre oder Magenschleimhaut) exakt mit dem Ort, an dem man sie entnommen hat, verglichen. Befindet sich in der Entnahmestelle in Höhe des Zwerchfellniveaus tatsächlich Magenschleimhaut, weist das darauf hin, dass sich bereits Teile des Magens über der Ebene des Zwerchfells befinden. Dann lautet die Diagnose zu Recht Zwerchfellbruch.

Eigenschaften der Speiseröhren-Trompete

Eigenschaft	**Folge**
ausgeleierter Ausgang der Speiseröhre	verkürztes Anti-Reflux-Ventil
undichtes Anti-Reflux-Ventil	Reflux, Entzündung der Speiseröhre und Beschwerden
Refluxschleimhaut	Krebsrisiko besteht
sieht endoskopisch aus wie Magen	wurde irrtümlich als Mageneingang „Cardia" bezeichnet
kann die Lücke im Zwerchfell vergrößern	kann einen Zwerchfellbruch vortäuschen („Hiatushernie")

Die Refluxschleimhaut

Reflux verändert auch die Schleimhaut der Speiseröhre.

Reflux bewirkt nicht nur eine Veränderung der äußeren Form der Speiseröhre, sondern auch deren Innenlebens, der Schleimhaut. Um das Krebsrisiko der Speiseröhre besser verstehen zu können, blicken wir einmal dem Pathologen über die Schulter und werfen einen Blick durchs Mikroskop:

Die Innenauskleidung der Speiseröhre wird als Schleimhaut bezeichnet (lat. mucosa). Normalerweise ist diese vom Hals bis zum Magen mit einem sogenannten nicht verhornenden Plattenepithel ausgekleidet. Im Gegensatz zur Außenhaut des menschlichen Körpers ist diese Schleimhaut weich. Man muss sich das so vorstellen: Die Zellen dieser Auskleidung liegen wie versetzt übereinandergelagerte dünne Holzplatten aufeinander. Das stellt einen sehr gu-

ten mechanischen Schutz dar, hält aber auf Dauer einer ständigen Attacke von saurem und galligem Mageninhalt nicht stand.
Bei übermäßigem Reflux hilft sich die Speiseröhre, indem sie ihre Innenauskleidung gegen eine widerstandsfähigere Schleimhaut auswechselt, also eine Schleimhaut entwickelt, die den Mageninhalt (Säure, Galle, Enzyme) besser aushält. So entsteht durch den Reflux aus der normalen Schleimhaut („Holzplatten") die Refluxschleimhaut der Speiseröhre. Diese setzt sich wie die des Magens aus Zellen zusammen, die unter dem Mikroskop wie Zylinder aussehen.

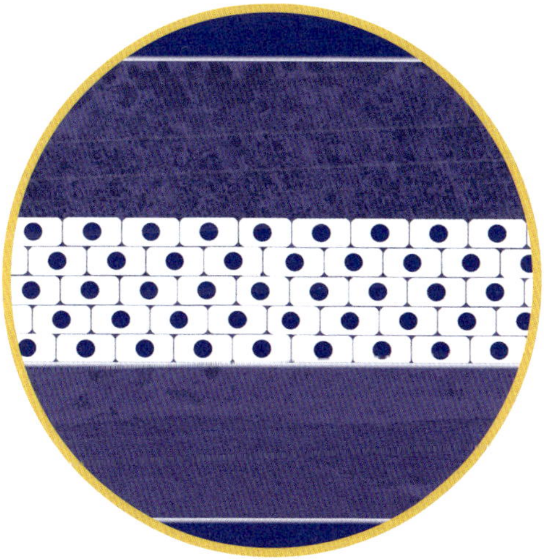

Normale Schleimhaut der Speiseröhre mit Zellen

Wie verwandelt sich nun die normale Speiseröhren-Schleimhaut in die Refluxschleimhaut?

Wiederkehrende Entzündung der Schleimhaut führt zur Veränderung der Gewebszellen.

Die Refluxkrankheit löst eine komplexe Entzündung in der Schleimhaut der Speiseröhre aus, an der sich alle Gewebszellen eifrig und stetig beteiligen: Nerven-, Immun-, Muskel-, Bindegewebe-, Gefäß- und die Innenzellen der Schleimhaut (Epithelzellen). Wie ein Gewitter ziehen die ständigen Reize durch das verspannte Gewebe und rütteln am genetischen Programm der Schleimhaut. Und hier passiert nun etwas ganz Wesentliches: Das

Nur eine gründliche Gewebeuntersuchung kann krankhaft veränderte Zellen genau identifizieren.

Keine Diagnose ohne Gewebeprobe!

Refluxschleimhaut sieht auf dem Bildschirm bei einer Endoskopie aus wie Magenschleimhaut. Sie ist ebenso wie diese lachsfarben, im Gegensatz zur weißen Farbe der normalen Schleimhaut der Speiseröhre. Die Spiegelung (Endoskopie, griech. skopein = sehen, endos = innen) kann das Ende der Speiseröhre also nicht erkennen und bestimmen. Mit anderen Worten: Mittels Magen- und Speiseröhrenspiegelung können wir nicht sagen, wo die Speiseröhre endet und der Magen beginnt. Diese Unterscheidung ist auch gar nicht Aufgabe der Endoskopie, sondern der histologisch-pathologischen Laboruntersuchung von im Rahmen der Endoskopie entnommenen Gewebeproben. Die Überprüfung unter dem Mikroskop erlaubt dann die Unterscheidung zwischen Speiseröhre (Refluxschleimhaut) und Magen (Magenschleimhaut).

Deshalb gilt: keine Diagnose (griech.: diagnosis = Unterscheidung) ohne Biopsie (griech.: bios = Leben; opsis = sehen) und Histologie (Gewebeuntersuchung; griech.: histos = Gewebe; griech. logos = Entbergung, Wissen). Das bedeutet, dass bei der Magen- und Speiseröhrenspiegelung ausreichend viele Gewebeproben aus dem Ausgang der Speiseröhre entnommen werden müssen. Ohne diese kann der Pathologe keinen Befund erstellen und wir erfahren nicht, welche Form der Refluxschleimhaut die Speiseröhre innen auskleidet. Um das zu verstehen, müssen wir uns ansehen, wie diese Refluxschleimhaut entsteht und welche Formen der Verkleidungen sie kennt.

genetische Programm schaltet um von normaler Schleimhaut (mit dem Plattenepithel) auf Refluxschleimhaut mit langhutartigen Zylinderzellen. Wir sprechen von „Cardia-Schleimhaut" oder „Cardia mucosa", wie es häufig in pathologischen Befunden zu lesen ist. Der Begriff „Cardia" ist die sprachliche Erinnerung an jene Zeit, wo man noch glaubte, es mit dem Mageneingang, der „Cardia" zu tun zu haben (siehe auch Seite 34). Heute wissen wir, dass es sich bei dieser „Cardia mucosa" um eine durch den Reflux geschaffene Refluxschleimhaut der Speiseröhre handelt (Tabelle Seite 45).

Cardia-Schleimhaut: sehr geringes Krebsrisiko

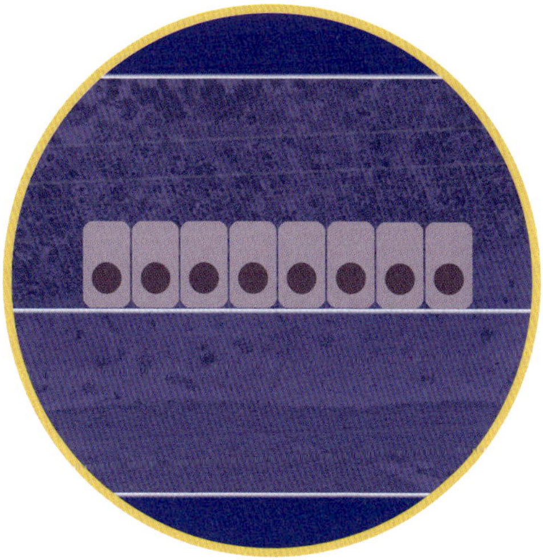

Cardia mucosa: Refluxschleimhaut mit Zylinderzellen

Zylinderzellen und Hosenknopfzellen:
Was die Schmerzen verursacht

„Cardia mucosa (CM)" beweist zwar Reflux, geht aber mit einem zu vernachlässigenden Krebsrisiko einher (0,07 % pro Jahr). Sie besteht nur aus schleimproduzierenden Zellen, die den Rückfluss von Schleim in den Hals mit Räuspern und Hustenreiz auslösen (Tabelle Seite 45). Die „Cardia mucosa" kommt allerdings nie alleine in der Refluxschleimhaut vor. Mit ihr gemeinsam können zwei weitere Arten von Refluxschleimhaut entstehen, die die Innenfläche der Trompete auskleiden. Haben sich in der „Cardia mucosa" (CM) auch säureproduzierende Zellen eingenistet, sprechen wir von der „Oxyntocardia mucosa" (OCM). Da finden sich dann neben den Zylinderzellen auch solche, die aussehen wie ein Hosenknopf. Bei Reflux produzieren diese Zellen fleißig Säure, die sogenannte Speiseröhrensäure.

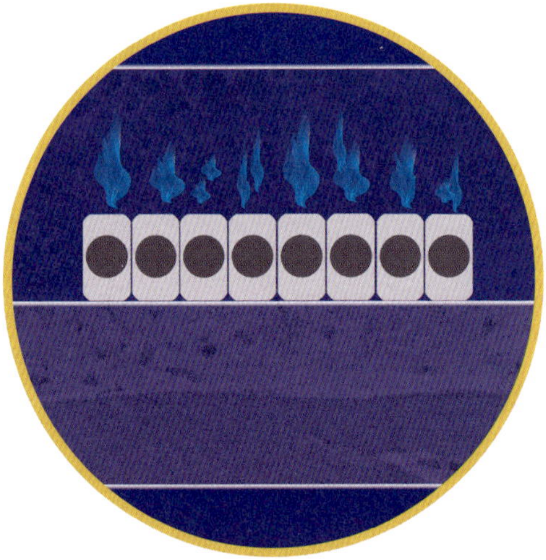

OCM: Refluxschleimhaut mit Hosenknopfzellen

Dies geschieht aus einem ganz einfachen Grund: Es scheint so zu sein, dass ein saures Milieu die Krebsentstehung in der Refluxschleimhaut verhindert. Der Nachteil ist allerdings, dass die Säure auch auf die noch normale Schleimhaut der Speiseröhre zurückfließt und Schmerzen wie das bekannte Symptom Sodbrennen bereitet.

Schmerzfrei heißt nicht gesund!

In dieser Phase greift man gerne zum Magensäureblocker (Protonenpumpenhemmer = -Inhibitor = PPI). Dieser hemmt die Säureproduktion im Magen und in der Refluxschleimhaut der Speiseröhre. Damit erkauft man sich Schmerzfreiheit. Und das kann gefährlich werden: Man spürt den Reflux nicht mehr und begünstigt damit langfristig (5–15 Jahre) die Krebsentstehung. Deshalb sollte auf lange Sicht immer eine Therapie ohne Säureblocker (Umstellung des Lebensstils und der Ernährung; Operation) angestrebt werden. Der Vorteil der Oxyntocardia mucosa: Sie verursacht kein bzw. nur ein äußerst geringes Krebsrisiko in der Speiseröhre (Tabelle Seite 45). Allerdings beschränkt sich die Schleimhautveränderung in nur einem von fünf Fällen auf die OCM, also auf die säureproduzierenden Hosenknopf-artigen Zellen. Bei 60 % aller untersuchten Gewebeproben liegt eine Mischung aus CM und OCM vor. In insgesamt 20 % aller Fälle sieht es ernster aus: Da gesellen sich zur Cardia mucosa (CM) und zur Oxyntocardia mucosa (OCM) leider auch Becherzellen. Diese bewirken das Barrett-Syndrom bzw. den Barrett-Ösophagus (oesophagus = Speisenträger). „Barrett" ist benannt nach dem australischen in London arbeitenden Chirurgen Norman Barrett, der 1957 als Erster das Konzept der Refluxschleimhaut publiziert hat.

Oxyntocardia-Schleimhaut: praktisch kein Krebsrisiko

Barrett-Schleimhaut: erhöhtes Krebsrisiko

Krebsrisiko durch Becherzellen

Bei Barrett-Ösophagus werden anstatt der säureproduzierenden Zellen sogenannte Becherzellen in die Refluxschleimhaut eingebaut. Die Bezeichnung „Becherzellen" rührt daher, weil sie unter dem Mikroskop wie ein mit Flüssigkeit gefüllter Becher/Pokal aussehen (engl. goblet cell = Becherzelle).

Barrett-Schleimhaut entsteht aus der Cardia mucosa (CM) und ist für uns deshalb von Interesse, weil sie ein erhöhtes Krebsrisiko be-

Bei jedem zehnten Patienten mit Barrett-Schleimhaut entwickelt sich binnen 20 Jahren ein Barrett-Karzinom.

sitzt: 0,5 % pro Jahr; das heißt, dass durchschnittlich eine von zehn Personen mit Barrett-Ösophagus in zwanzig Jahren einen speziellen Krebs der Speiseröhre (Barrett-Karzinom) bekommt. Dabei handelt es sich um eine sehr gefährliche, rasch wachsende und streuende Krebserkrankung mit einer 5-Jahres-Überlebenswahrscheinlichkeit von weniger als 20 %. Um dies zu verhindern, sind kontrollierende Speiseröhren-Spiegelungen und gegebenenfalls vorbeugende Eingriffe wie die Radiofrequenzablation (RFA) außerordentlich wichtig. Unter Radiofrequenzablation versteht man ein Verfahren, bei dem die Barrett-Schleimhaut entfernt und damit das Krebsrisiko eliminiert wird. Darüber informieren wir noch näher in den Kapiteln 4 und 5.

Wie aktuelle Studien zeigen, ist Barrett-Ösophagus in 15 % der Fälle genetisch bedingt, also vererbt. Derzeit kann man allerdings nicht sagen, ob und wann die genetischen Veränderungen des Barrett-Ösophagus tatsächlich diese spezielle Art von Speiseröhrenkrebs, das Barrett-Karzinom, verursachen. Daher sollte sich jeder, in dessen Familie (Eltern, Geschwister) Fälle von Barrett-Schleimhaut oder gar von Barrett-Karzinom aufgetreten sind, bereits ab

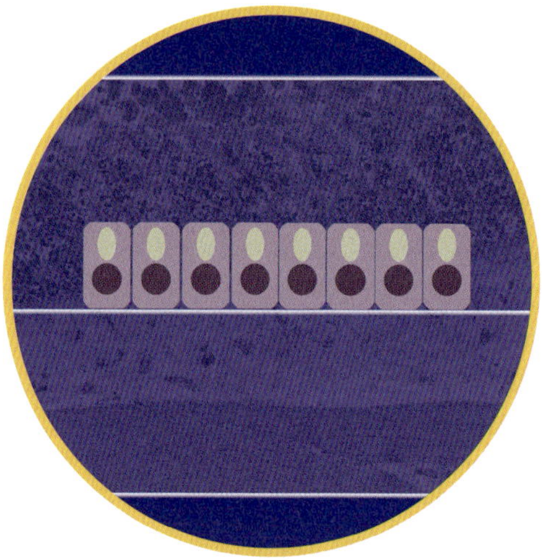

Refluxschleimhaut mit Becherzellen

dem Alter von 40 Jahren die Speiseröhre vorsorglich untersuchen lassen. Dies sollte im Rahmen einer Magenspiegelung (Gastroskopie) von einem darauf spezialisierten Arzt vorgenommen werden. Da Barrett-Ösophagus unter dem Mikroskop wie eine Schleimhaut aus dem Dünn- und Dickdarm (= intestinum) aussieht, spricht man auch von der intestinalen Metaplasie (IM).

Die Vorsorgeuntersuchung gibt genauen Aufschluss über das Krebsrisiko.

Somit kennen Sie nun die beim histologischen Befund verwendeten Abkürzungen: CM, OCM, IM, und wissen, was damit gemeint ist (siehe auch Tabelle Seite 45). Seien Sie hartnäckig und ersuchen Sie Ihren Arzt, dass er Ihnen das ganz genau erklärt! Sie müssen ja wissen, welche Schleimhaut Ihre Trompete auskleidet und ob Sie ein erhöhtes Krebsrisiko haben! Die Tabelle auf Seite 45 fasst die Eigenschaften der verschiedenen Arten der Refluxschleimhaut sowie deren Aussagekraft übersichtlich zusammen. Dabei folgt sie der neuen, vom US-amerikanischen Pathologen Prof. Dr. Para Chandrasoma (Los Angeles) entwickelten Klassifikation (Chandrasoma-Klassifikation).

PATIENTENBEISPIEL I: *Sodbrennen führte zur Krebsvorstufe*

Vorgeschichte:

Christian F., 47 Jahre, normalgewichtig, Büroangestellter, Vater von zwei Töchtern, leidet seit sieben Jahren unter Sodbrennen und saurem Aufstoßen. Davor hatte er ein Jahr lang Magenschmerzen und Magenbrennen. Seit vier Jahren nimmt er Magensäureblocker (PPI) und ist beschwerdefrei. Christian F.s Großvater starb an einem Krebs der Speiseröhre. Sein Vater leidet ebenfalls unter Refluxbeschwerden, es wurde aber noch keine Gastroskopie (Magenspiegelung) gemacht.

In den letzten Jahren wurden bei Herrn F. vier Gastroskopien durchgeführt, bei denen aber nie Gewebeproben aus der Speiseröhre entnommen wurden. Die Bilder dieser Untersuchungen zeigten durchwegs eine Trompete der Speiseröhre vom Typ B. Die

Grenze zwischen der normalen Schleimhaut der Speiseröhre und der Refluxschleimhaut sah normal aus, deshalb wurden damals auch keine Gewebeproben aus der Speiseröhre entnommen.

Diagnose und Therapie:

Bei unserer Gastroskopie bestätigte sich die „Trompete Typ B" (laut Grafik auf Seite 33). Die Schleimhautgrenze sah normal aus, dennoch entnahmen wir Gewebeproben aus diesem Bereich. Die Analyse ergab Refluxschleimhaut mit Becherzellen, also einen Barrett-Ösophagus und damit Krebsrisiko. Wegen der Vorbelastung durch Großvater und Vater rieten wir Herrn Christian F., sich die Barrett-Schleimhaut entfernen zu lassen.

Das Ergebnis:

Drei und sechs Monate nach erfolgreicher Radiofrequenzablation war kein Barrett-Ösophagus mehr nachweisbar. Gegen die Refluxbeschwerden nimmt Herr F. weiterhin Magensäureblocker ein. Da diese gut wirken, besteht derzeit kein Wunsch, sich einer OP gegen den Reflux zu unterziehen. Christian F.: „Ich fühlte mich immer sehr gut betreut, man hat mir alles ganz genau erklärt und ich bin froh, dass ich keine Angst vor einem Krebs der Speiseröhre haben muss. Daher komme ich gerne zu den jährlichen Kontrollen. Sollte der Barrett wiederkommen, lasse ich ihn mir gleich wieder entfernen."

Auch Christian F.s Vater hat sich in der Zwischenzeit untersuchen lassen: „Mein Vater ist dann auch zur Gastroskopie gegangen und man hat einen Barrett-Ösophagus gefunden. Wegen seines Alters, er ist nun 84 Jahre, und seiner Herzschwäche, wurde bei ihm keine Ablation durchgeführt. Er geht aber zu jährlichen Kontrollen."

Die Geschichte zeigt: Eine ganz genaue Untersuchung der Speiseröhre mit Entnahme von aussagekräftigen Gewebeproben ist unerlässlich zur Frühdiagnose „Barrett-Ösophagus" und: Entsprechend dem Risikoprofil (Alter, Krebserkrankungen in der Familie, Begleiterkrankungen) ist die Radiofrequenzablation zu erwägen. Nur so kann Krebsprävention umgesetzt werden.

Arten der Refluxschleimhaut, welche die Trompete der Speiseröhre auskleiden

Art	Eigenschaft	Aussage
Cardia mucosa (CM)	besteht nur aus schleimproduzierenden Zylinderzellen	Reflux mit sehr geringem Krebsrisiko (0,07 % pro Jahr)
Oxyntocardia mucosa (OCM)	besteht aus einer Mischung aus schleim- und säureproduzierenden Zellen	Reflux ohne Krebsrisiko
Barrett-Ösophagus, Barrett-Syndrom, intestinale Metaplasie (IM)	besteht aus einer Mischung aus schleimproduzierenden Zellen und Becherzellen	Reflux mit Krebsrisiko (0,5 % pro Jahr), empfohlen: Gespräch mit Arzt/Ärztin über etwaige vorsorgliche Entfernung (Ablation)
Dysplasie	schwere Gewebeveränderung, direkte Krebsvorstufe	sehr hohes Krebsrisiko (10- bis 20-mal größer als IM). Entfernung (Ablation) empfohlen
Speiseröhrenkrebs (Ösophaguskarzinom)	bösartige Schleimhaut, in frühem Stadium ohne Fernabsiedlungen (Metastasen), bei fortgeschrittenem Stadium Metastasen (Lymphknoten, Leber, Lunge)	Entfernung angezeigt: entsprechend dem Tumorstadium lokales Verfahren (Schleimhaut-Resektion) oder chirurgische Entfernung der Speiseröhre

Anmerkung: Unter Ablation versteht man ein Verfahren, bei dem die Barrett-Schleimhaut entfernt und damit das Krebsrisiko eliminiert wird (siehe unter Barrett-Ösophagus und Radiofrequenzablation; HALO®).

Refluxschleimhaut nach Therapie?

Unter erfolgreicher Therapie (Kostumstellung, Medikamente, chirurgische Maßnahmen) bildet sich bei mehr als der Hälfte der Patienten die Cardia-Schleimhaut in eine OCM zurück, bzw. nimmt die Menge an Cardia-mucosa-Schleimhaut ab. Ganz verschwinden kann die Refluxschleimhaut deshalb nicht, weil ein minimaler, normaler Reflux auch beim Essen und Trinken immer bestehen bleibt. Aufgrund des sehr geringen Anteils dieser Schleimhaut ist jedoch kein relevanter Krankheitswert mehr gegeben.

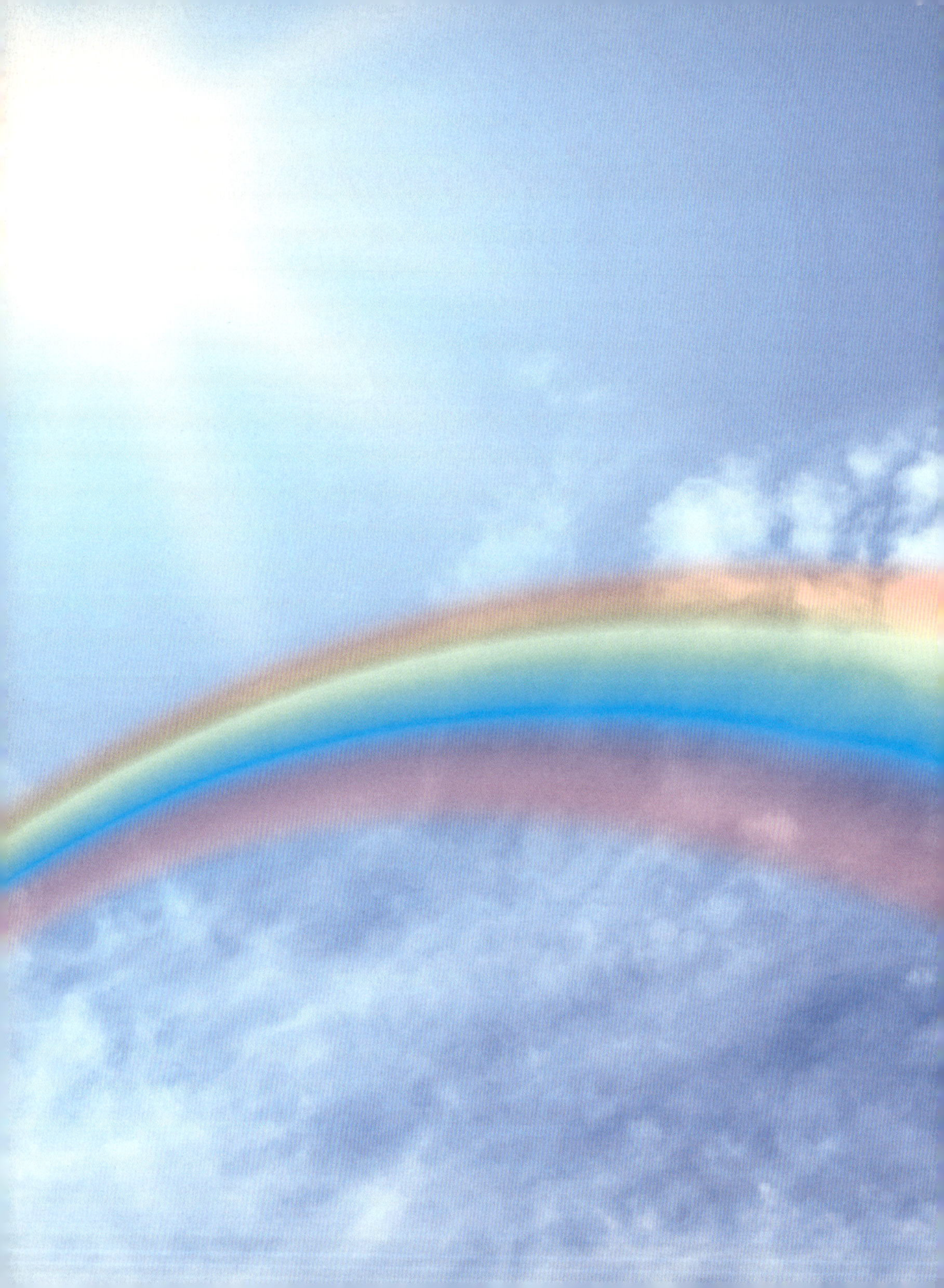

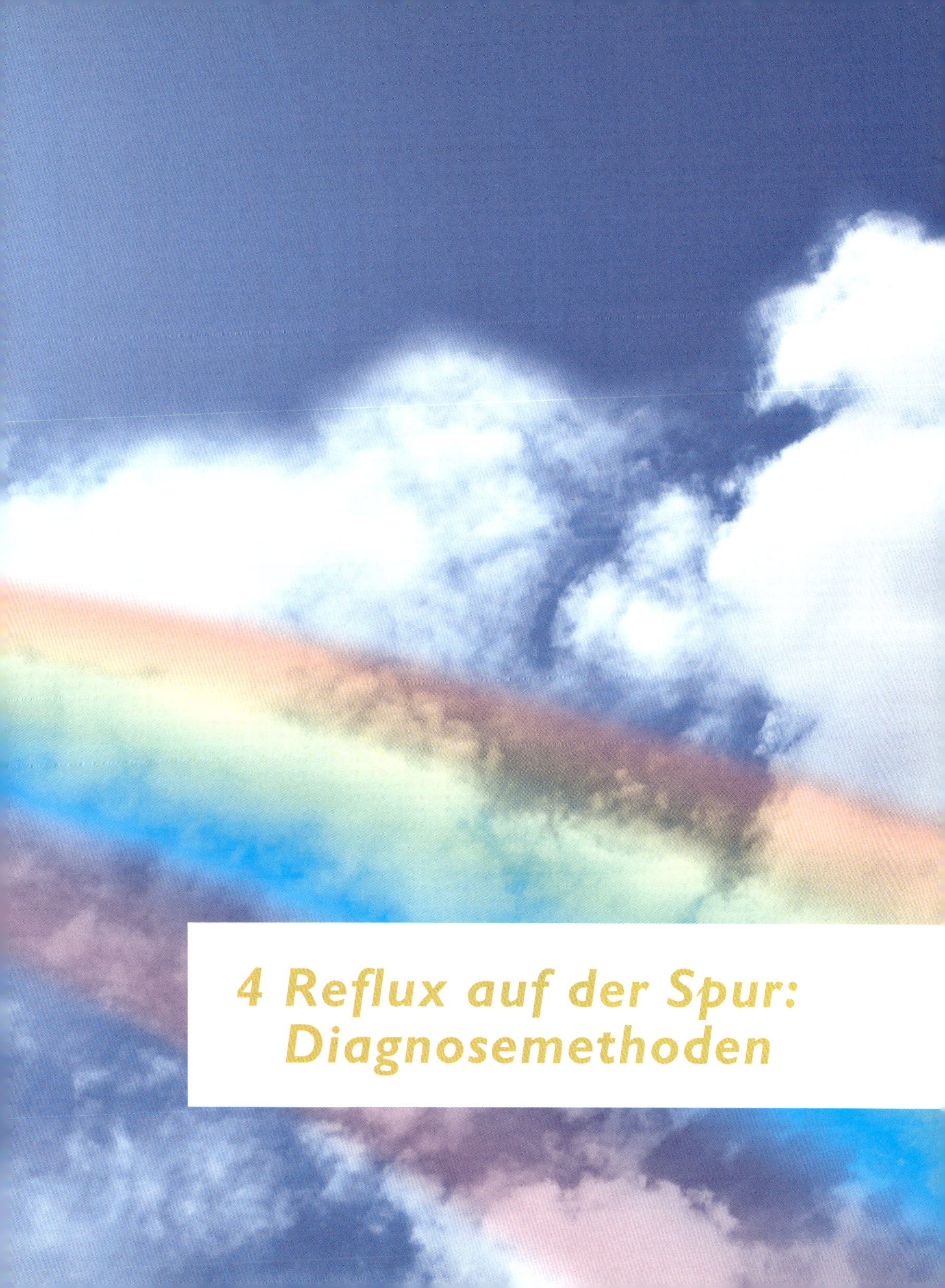

4 Reflux auf der Spur: Diagnosemethoden

Typische und atypische Refluxbeschwerden („Die Erkältung aus dem Magen“)

„Am Abend und in der Nacht brennt's, dass das Krematorium a Schmarrn dagegen ist.“ (der österreichische Dichter und Kabarettist Karl Farkas über sein Sodbrennen, 1975)

Sodbrennen, saures Aufstoßen, ein Knödel-Gefühl im Hals, Druck hinter dem Brustbein, Schluckstörungen und Halsschmerzen beim Schlucken sind als mögliche Reflux-Symptome vielen Menschen ein Begriff.

Die Refluxkrankheit kann aber auch ganz anders beginnen, etwa mit einer Erkältung, die nach der Verabreichung von Medikamenten nach ein bis zwei Wochen abklingt, aber trotzdem lästige und

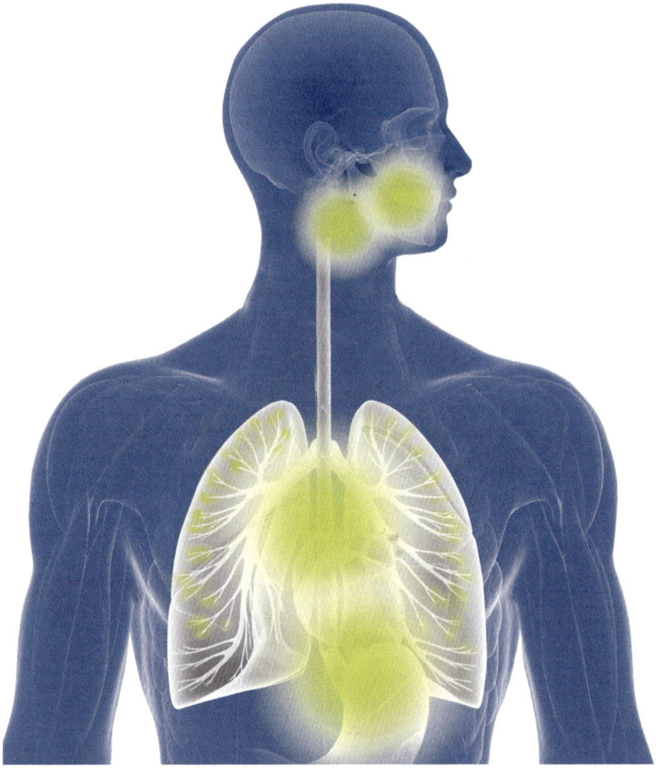

Durch Reflux beeinträchtigter Atmungstrakt

hartnäckige Halsschmerzen hinterlässt. Betroffene haben Halsbrennen, Zungenbrennen und Husten. In der Früh bemerken sie eine vermehrte Schleimproduktion im Rachen, sie sind heiser und räuspern sich. Erst beim Frühstück gehen die Beschwerden weg, stellen sich aber im Laufe des Vormittags wieder ein. Genauso verschwinden diese „Erkältungssymptome" beim Mittag- und Abendessen, um danach wieder aufzutreten. Oft stören sie auch den Schlaf: Hustenanfälle lassen die Betroffenen – zumeist zwischen 2 und 4 Uhr Früh – immer wieder aufwachen. Was ist geschehen? Die immer wiederkehrende „Erkältung" hat die Schleimhaut in Rachen und Hals gereizt und geschwächt. Und das genügt, um nun einen zuvor nicht wahrgenommenen Reflux zu bemerken. Wir wissen, dass hier bereits der Rückfluss von kleinsten Tröpfchen genügt, um die Schleimhaut in Hals und Rachen zu reizen und Beschwerden auszulösen. Klarheit schafft eine aussagekräftige HNO-Untersuchung: Man erkennt die für den Reflux typischen Rötungen in der Rachenschleimhaut sowie Veränderungen an den Stimmbändern. Diese erklären auch die zunehmend heisere, raue Stimme und die damit einhergehenden Schwierigkeiten beim Sprechen.

Bei vielen Betroffenen äußert sich Reflux durch hartnäckige Halsschmerzen, Hüsteln, Heiserkeit, trockenen Husten und Zungenbrennen.

PATIENTENBEISPIEL 2: Die Erkältung kam aus dem Magen

Vorgeschichte:

Maria K., 42 Jahre alt, Angestellte und Mutter von zwei Kindern, (Entfernung der Mandeln als Kind) hatte vor zwei Jahren eine starke Erkältung mit Fieber. Nach einer zweiwöchigen Therapie mit Antibiotika klang die Erkältung ab, aber Halsbrennen, Hüsteln, Hustenreiz, eine raue Stimme und ein Knödel-Gefühl im Hals blieben bestehen. Nur beim Essen verschwanden die Beschwerden. In den letzten sechs Monaten fiel ihr eine vermehrte Schleimproduktion im Rachen auf, vor allem in der Früh. Der HNO-Arzt vermutete Reflux als Ursache. Allerdings: Medikamente gegen Magensäure konnten die Beschwerden in Hals und Rachen nicht lindern. Sodbrennen hatte Maria K. übrigens nur am Ende ihrer beiden Schwangerschaften, sonst nie.

Diagnose und Therapie:

In der Gastroskopie zeigte sich ein Frühstadium von Reflux, also eine „Trompete" mit Refluxschleimhaut ohne Krebsrisiko. Die Druck- und Refluxmessung zeigte 30 Refluxepisoden (Werte unter 73 sind normal), eine normale Säurebelastung der Speiseröhre und keinen Zusammenhang mit den Beschwerden. Was war geschehen?

Die Erkältung hatte die Nerven im Hals- und Rachenbereich empfindlich gemacht für den Energiemangel, wie er nach dem Genuss von konzentriertem Zucker auftritt. Die Folge: Nach dem Essen von Speisen und Getränken mit konzentriertem Zucker wurden diese Nerven gereizt und lösten die Beschwerden aus.

Ergebnis:

Maria K. stellte auf unsere Empfehlung hin ihre Ernährung auf Speisen und Getränke ohne konzentrierten Zucker um. Zwei Wochen danach war sie komplett beschwerdefrei.

Maria K.: „Das ist ein ganz neues Lebensgefühl. Diese Halsbeschwerden waren schon so lästig, dass ich oft richtig verzweifelt war. Nichts hat geholfen, nicht die Medikamente, nicht das frühe Essen." Auf die Frage, was sie Betroffenen empfiehlt: „Auf jeden Fall sollte man sich untersuchen lassen." Und die neue Ernährung? „Das war natürlich eine Umstellung, aber mittlerweile macht es mir schon richtig Spaß, und außerdem bin ich damit beschwerdefrei."

Die Geschichte von Maria K. zeigt: Reflux äußert sich nicht immer als Sodbrennen. Nur eine ganz präzise Diagnose kann zur erfolgversprechenden Therapie führen. Auch wenn Magensäureblocker nicht helfen: Es muss nicht immer gleich operiert werden, auch mit Ernährungsumstellung (siehe Kapitel 6) bekommt man Refluxbeschwerden erfolgreich in den Griff.

PATIENTENBEISPIEL 3: Heiserkeit, Stimmbandpolypen und Reflux – und das als Radiosprecher!

Vorgeschichte:

Manfred L., 42 Jahre, normalgewichtig, Radiosprecher, verheiratet, Vater von zwei Söhnen, litt seit zehn Jahren unter Halsschmerzen und Heiserkeit. Bei HNO-Untersuchungen fanden sich immer wieder Stimmbandpolypen, welche schon zweimal operativ entfernt worden waren. Die letzte Stimmband-Operation war vor sechs Monaten. Von der HNO-Ärztin wurde zuletzt der Verdacht geäußert: „Reflux könnte die Ursache für die wiederkehrenden HNO-Entzündungen und die Stimmbandpolypen sein."

Wegen der Heiserkeit musste Manfred L. seinen Beruf als Radiosprecher aufgeben und arbeitet seit vier Jahren als Programmgestalter der Radiostation. Dies und die Beschwerden haben seine Lebensqualität stark beeinträchtigt. Magensäureblocker zeigten keine Wirkung. Er hatte bereits sieben Gastroskopien hinter sich, die eine Trompete der Speiseröhre Typ B in unserer Grafik, also eine Funktionsstörung des Anti-Reflux-Ventils, zeigten. Gewebeproben wurden immer nur aus dem Magen, nicht aber aus der Speiseröhre genommen. Mit diesen Beschwerden stellte sich Herr L. bei uns vor.

Diagnose und Therapie:

Nach einem ausführlichen Gespräch wurde die Gastroskopie durchgeführt. Es bestätigte sich die Trompete der Speiseröhre vom Typ B. Die Analyse der Refluxschleimhaut ergab nur Zylinderzellen und Hosenknopfzellen womit kein Barrett-Ösophagus und somit kein Krebsrisiko vorlag. Allerdings: Die Refluxschleimhaut bewies das Vorhandensein von Reflux.

Als nächsten Schritt führten wir daher die Druck-, Transport- und Refluxmessung durch. Dabei fanden wir ein um 50 % verkürztes Anti-Reflux-Ventil, eine normale Transportfunktion der Speiseröhre, eine erhöhte Anzahl von Refluxepisoden (94, normal unter 73) und eine abnorm hohe Säurebelastung in der Speiseröhre (4,8 %; normal weniger als 4,2 %). Damit war Reflux als Ursache für Manfred L.s langjährige HNO-Beschwerden nachgewiesen. Wir rieten Herrn L., sich einer Anti-Reflux-Operation (Fundoplikatio) zu unterziehen. Diese wurde erfolgreich durchgeführt. Nach der OP hatte Herr L. sechs Wochen lang leichte Schluckstörungen bei fester Nahrung, sonst verlief alles ohne Probleme.

Ergebnis:

Ein Jahr nach der OP berichtet Herr Manfred L.: „Drei Monate nach der OP hatte ich ohne Medikamente keine Halsbeschwerden mehr, die letzte HNO-Kontrolle zeigte einen normalen Befund. Stimmbandpolypen sind mir keine mehr nachgewachsen." Und weiter: „Ohne die genaue Abklärung wäre man nie draufgekommen, dass Reflux der Grund für meine ständige Heiserkeit war." Und zusammenfassend: „Ich kann jedem, der HNO-Beschwerden hat, empfehlen, sich auch auf Reflux untersuchen zu lassen." Und das Wichtigste: „Laut meiner HNO-Ärztin werde ich in voraussichtlich einem halben Jahr wieder als Radiosprecher arbeiten können."

Die Geschichte von Manfred L. zeigt: Bei anhaltenden HNO-Beschwerden immer an Reflux als Ursache denken. Professionelle Diagnose und Therapie helfen, die Gesundheit und Lebensqualität wiederherzustellen.

Ob typische oder atypische Reflux-Symptome – nicht nur der Rückfluss löst die Beschwerden aus. Er trifft auf ein Gewebe, dessen Stoffwechsel bereits etwas aus dem Gleichgewicht geraten ist. Hauptursache ist die in Kapitel 1 beschriebene „Dysbalance des Stoffwechsels", die dem Körper die Energie entzieht. Als Folge rebellieren die Nerven, schmerzen und führen unter anderem zur Entzündung mit vermehrter Schleimproduktion in Hals und Rachen. Der Teufelskreis ist also komplett. Da sich die Körperbatterie wie in Kapitel 1 beschrieben während des Essens auflädt, verspüren Sie beim Genuss der Speisen üblicherweise keine Schmerzen. Allerdings kommt es einige Zeit danach, wenn sich die Batterie entleert, zum Absinken des Energie-Niveaus und das macht Halsbrennen, Husten, Zungenbrennen etc. wieder spürbar.

Was nun? Bei der Diagnose geht es darum, den Reflux als Ursache für die Beschwerden nachzuweisen, zu erheben, welche Form der Therapie Sie benötigen und ein Krebsrisiko auszuschließen. Dazu ist – nach einem ausführlichen ärztlichen Gespräch – in einem ersten Schritt die Spiegelung der Speiseröhre erforderlich. Diese wird im Zuge der Gastroskopie, also der Magenspiegelung, durchgeführt, bei der die in Kapitel 3 erwähnten Gewebeproben entnommen werden. Funktion der Speiseröhre und das Ausmaß vom Reflux werden mittels Druck- und Refluxmessung erhoben.

Warum Reflux-Beschwerden so genau abzuklären sind

Wir widmen der Refluxdiagnose im Folgenden viel Platz. Erstens, weil mancherorts auch heute noch zu oberflächlich untersucht wird. Das erschwert die individuell optimale Behandlung und kann dazu führen, dass eine Krebsvorstufe übersehen wird. Zweitens, weil Sie erfahren sollen, wie diese ambulant durchgeführten Untersuchungen ablaufen und welche Informationen sie liefern. Die Ausführungen sollen Ihnen also helfen, Ihre Erkrankung besser zu verstehen.

Das ärztliche Gespräch

Das Wichtigste bei Reflux ist das Gespräch mit dem Arzt. Internet-Plattformen wie Wikipedia sind hilfreich, um sich über das Thema zu informieren. Über das Internet findet man auch Zentren mit entsprechender Erfahrung in der Diagnose und Therapie von Reflux und Barrett-Ösophagus. Aber selbst hochseriöse, detaillierte Ausführungen können das ärztliche Gespräch niemals ersetzen. Nehmen Sie die geschilderten Symptome unbedingt ernst und suchen Sie einen Arzt auf. In hochspezialisierten Zentren, wie im Reflux Medical Zentrum in Wien, werden im Rahmen eines ausführlichen Gesprächs Ihre Beschwerden (Dauer, Intensität, Anlassfälle), Ihr Lebensumfeld (berufliche und private Stressfaktoren) und Erkrankungen in der Familie (u.a. aufgetretene Krebsfälle bei Geschwistern, Eltern und Großeltern) erfasst.

Unerlässlich: ein individuelles, ausführliches Gespräch mit dem Arzt

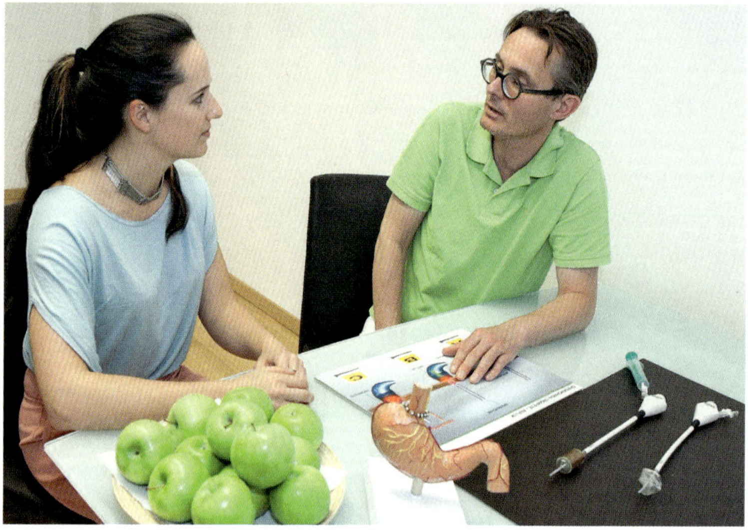

Prof. Riegler mit einer Patientin im Anamnesegespräch

Auch frühere gesundheitliche Störungen sind ein wichtiger Aspekt.

Auch die Möglichkeit eines „stummen Refluxes“ (Refluxkrankheit ohne aktuelle Beschwerden) wird in Betracht gezogen und dazu ein genauer Blick in die Vergangenheit des Patienten geworfen. Viele erinnern sich, früher ab und zu mal Magendrücken, Blähungen, vielleicht auch Sodbrennen und saures Aufstoßen verspürt zu haben. Frauen erinnern sich vielleicht an Sodbrennen während einer Schwangerschaft. Das alles zeigt, dass Reflux nicht nur im Spiel **war**, sondern **ist**. Er wird nur nicht mehr wahrgenommen, weil man sich an die Beschwerden gewöhnt hat (siehe Kasten „Stummer Reflux ist gefährlich“) oder immer wieder zu magensäurehemmenden Präparaten greift.
In Akutfällen, also bei sehr starken Refluxsymptomen, empfehlen wir zur Linderung der Beschwerden vorübergehend eine Therapie mit einem Magensäure-Hemmer (Protonenpumpenhemmer; PPI). Durch die Einnahme dieser Präparate wird die Säureproduktion im Magen und in der Refluxschleimhaut gehemmt und damit der Säureanteil aus dem Reflux genommen. Folglich spüren Sie den Rückfluss nicht mehr, die Beschwerden (Tabellen auf Seite 26, 29,

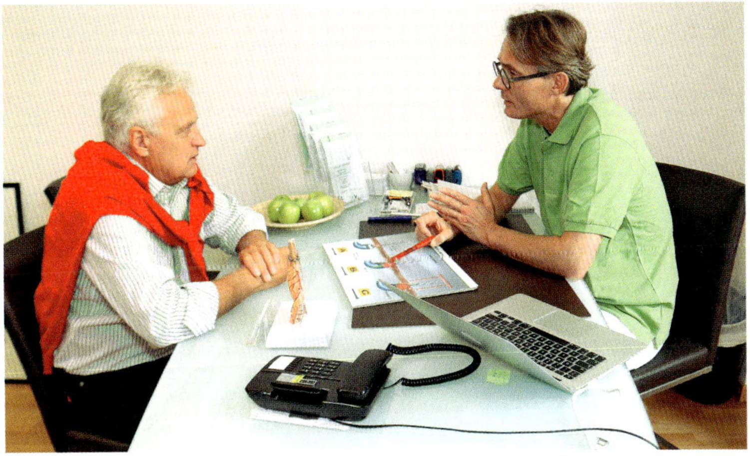

Prof. Riegler im Anamnesegespräch mit einem Patienten

56) nehmen ab. Allerdings: Die Ursache, der Reflux, bleibt erhalten und wird damit verschleiert. Das sollte man bedenken, wenn man diese Medikamente einnimmt. Daher raten wir grundsätzlich dazu, auch die Speiseröhre gründlich untersuchen zu lassen, nicht zuletzt, um eine Krebsvorstufe wie in Kapitel 3 beschrieben, auszuschließen (Vorsorgeuntersuchung).

Stummer Reflux ist gefährlich!

Zerstört der immer wieder auftretende Rückfluss die Nerven, wird er kaum oder nicht mehr wahrgenommen. Man hat dann keine Beschwerden wie Sodbrennen, saures Aufstoßen etc. mehr. Und genau das ist gefährlich! Man wiegt sich in Sicherheit, weil man keine Symptome mehr verspürt. Dabei leben Menschen mit stummem Reflux sogar besonders riskant: In über 90 % aller auf Reflux zurückgehenden Krebserkrankungen der Speiseröhre haben Patienten zuvor weder merkbares Sodbrennen noch saures Aufstoßen.

Die folgende Tabelle fasst häufige Refluxbeschwerden zusammen.

Refluxbeschwerden
Sodbrennen
saures Aufstoßen
Aufstoßen von Luft (Rülpsen)
Knödel-Gefühl im Hals (Globus)
Schluckstörung (Essen bleibt in der Speiseröhre stecken)
beim Schlucken Schmerzen im Hals
Rückfluss von festem Mageninhalt in die Speiseröhre
Schmerzen/Brennen im Hals
Schmerzen in/Brennen auf der Zunge
vermehrte Schleimproduktion im Rachen
Hustenreiz, Husten
Räuspern
Ohren-/Kieferschmerzen, Zahnschmerzen
Druck in der Brust
Asthma

Bei Bestehen einer oder mehrerer Beschwerden empfehlen wir eine Abklärung bezüglich Reflux (Gespräch, Gastroskopie, Krebsvorsorge).

Magen- und Speisröhrenspiegelung – Krebsvorsorge

Eine milde Kurzzeitnarkose lässt Sie die Untersuchung „verschlafen".

Die Spiegelung dauert etwa 20 Minuten und wird heute bereits in vielen Zentren als sanfte Untersuchung in künstlichem Kurzschlaf durchgeführt: Sie erhalten zuvor Medikamente, die Sie schlafen und selbstständig atmen lassen (wichtig: nach der Untersuchung kein Fahrzeug steuern, sondern sich abholen lassen). Funktion von Herz und Kreislauf werden während der Untersuchung genau kontrolliert.

Von dem, was jetzt folgt, bekommen Sie also gar nichts mit: Über den Mund wird das Spiegelungsgerät, das Endoskop, über Rachen und oberen Schließmuskel der Speiseröhre eingeführt. Weiter geht es durch die Speiseröhre bis zu deren Ausgang, über den man in den Magen gelangt. Das Endoskop wird nun durch den Magen und

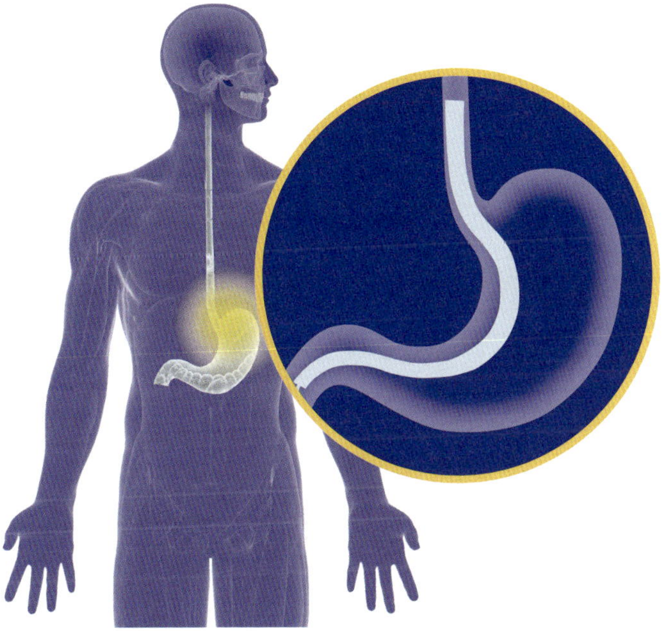

Bereits im Zwölffingerdarm beginnt die genaue Untersuchung.

den Pförtner des Magenausgangs (den Pylorus) in den Zwölffingerdarm vorgeschoben. Der Zwölffingerdarm ist der erste Abschnitt des Dünndarms, folgt also unmittelbar dem Magen und liegt zwischen Leber, Gallenbase und Bauchspeicheldrüse.

So läuft die gründliche Magen- und Speiseröhren-Spiegelung ab.

Bei der Untersuchung wird Luft eingeblasen, um Speiseröhre, Magen und Zwölffingerdarm zu entfalten und genau betrachten zu können. Am Ende der Untersuchung wird die Luft wieder abgesaugt.

Hat das Spiegelungsgerät seinen Endpunkt im Zwölffingerdarm erreicht, beginnt die genaue Untersuchung: Während das Gerät langsam zurückgezogen wird, erfolgt eine gründliche Inspektion von Zwölffingerdarm und Magen. Dabei entnimmt der Arzt auch Gewebeproben für die pathologische Untersuchung (Histologie). Hier erfolgt nun ein ganz wichtiger Schritt: Das Endoskop wird im Magen umgedreht, sodass es nach oben in den Ausgang der Speiseröh-

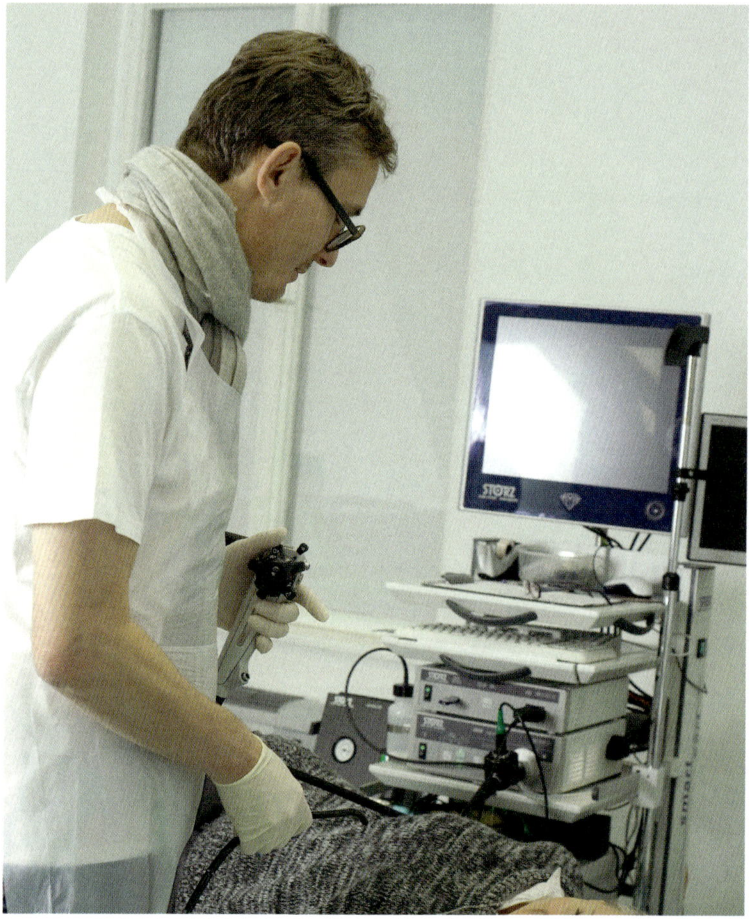

Prof. Riegler mit Patientin kurz vor der Gastroskopie

re schaut. Dabei erkennt man gut Art und Form der Speiseröhren-Trompete (siehe Abbildung Seite 57 und Tabellen Seite 65, 129). An dieser Stelle werden durch den Arbeitskanal des Spiegelungsgerätes Gewebeproben aus dem Ausgang der Speiseröhre entnommen. Danach wird das Endoskop wieder geradegestellt, in die Speiseröhre zurückgezogen und über der Trompete platziert. In dieser Position erkennt der Arzt die Grenze zwischen der normalen Schleimhaut der Speiseröhre (weiß) und der Refluxschleimhaut (lachsfarben). Bei einer gründlichen Spiegelung überprüft man nicht nur auf sichtbare Veränderungen in der Speiseröhre (Entzündung, Polyp, Tumor, Ring, Ausstülpung), sondern entnimmt auch Proben von dieser Grenze und unterhalb davon zur weiteren Beurteilung.

Insgesamt werden also im Rahmen einer Gastroskopie Gewebeproben aus Zwölffingerdarm, Magen, Ausgang der Speiseröhre (Trompete) sowie aus Anfang und Mitte der Speiseröhre entnommen. Diese werden vom Pathologen untersucht, wobei wir uns im Reflux Medical Zentrum in Wien bereits am neuesten internationalen Beurteilungsschema aus den USA, der Klassifikation nach Professor Chandrasoma orientieren (Tabelle Seite 65). Unsere Empfehlung: Fragen Sie vor Ihrer Gastroskopie nach, ob das Zentrum seine Befunde bereits nach diesem Klassifikationsschema erstellen lässt! Es gilt als besonders präzise und sicher!

Wichtig: ausreichend viele Proben an den richtigen Stellen entnehmen

PATIENTENBEISPIEL 4: Angst vor der Gastroskopie besiegt – zum Glück!

Vorgeschichte:

Edith G., 48 Jahre, normalgewichtig, Angestellte, Mutter von zwei Kindern, litt schon seit vier Jahren unter Sodbrennen, saurem Aufstoßen sowie Hals- und Zungenbrennen. Medikamente gegen Reflux waren nur teilweise wirksam. Ihr Vater wurde zeit seines Lebens von Sodbrennen geplagt und erlag einem Krebsleiden der Speiseröhre. Ihre Mutter verstarb an einer Blutung aus einem Magentumor.

Vor drei Jahren hatte Edith G. ihre erste Gastroskopie: „Da habe ich keine Schlafspritze bekommen, der Arzt hat mir das Gerät einfach in den Hals gerammt und gemeint, das müsse man schon aushalten. Es war furchtbar, ich beschloss, nie wieder so eine Untersuchung machen zu lassen." Der Befund dieser Gastroskopie zeigte eine Trompete vom Typ B. Gewebeproben wurden nur aus dem Magen entnommen, aber nicht aus der Speiseröhre. Somit wusste Edith G. nicht, ob, wie bei ihren Eltern, ein Krebsrisiko in der Speiseröhre lauerte.

Diagnose und Therapie:

Nach einstündigem ausführlichem Gespräch konnten wir Edith G. überzeugen, sich neuerlich einer Gastroskopie, diesmal in sanfter Kurznarkose durch einen Anästhesisten (Narkosearzt), zu unterziehen. Edith G. danach: „Von der Untersuchung habe ich nichts mitbekommen, auch danach hatte ich keine Schmerzen."

Die Gastroskopie zeigte die Trompete vom Typ B (siehe Seite 33), die Gewebeproben aus dem Magen wiesen auf eine unspezifische Reizung hin. Jedoch: In der Speiseröhre fand sich ein Barrett-Ösophagus mit einer schweren Gewebsveränderung, also einer hochgradigen Dysplasie. Dabei handelt es sich um die direkte Vorstufe zum Krebs.

Umgehend wurde bei Edith G. eine Druck- und Refluxmessung durchgeführt. Dabei zeigte sich ein verkürztes Anti-Reflux-Ventil (passend zu der Typ-B-Trompete), die Transportfunktion der Speiseröhre war aber normal. Die Refluxmessung zeigte im Normbereich liegende Refluxepisoden, aber eine äußerst hohe Säurebelastung.

Daher entschieden wir uns für eine Therapie mit magensäurehemmenden Präparaten und für die Entfernung der krankhaft veränderten Schleimhaut (Barrett-Ösophagus) mittels Radiofrequenzablation.

Ergebnis:

Drei Monate danach war keine Dysplasie mehr vorhanden, aber wiederum krankhaft veränderte Schleimhaut. Die Radiofrequenzablation wurde wiederholt. Drei bzw. sechs Monate nach dem zweiten Eingriff war kein Barrett-Ösophagus mehr nachweisbar. Daher konnte bei Frau Edith G. eine operative Korrektur des Anti-Reflux-Ventils (Fundoplikatio-Operation) durchgeführt werden. Auf die Frage, wie Frau Edith G. die Untersuchung empfunden hat: „Wenn man weiß, dass man die Gastroskopie mit so einer tollen Narkose machen kann, muss man sich auch gar nicht davor fürchten." Und weiter: „Ich bin dankbar, die Ärzte haben mir den Krebs erspart."

Die Geschichte zeigt: Eine exakt durchgeführte Gastroskopie mit einem erfahrenen Narkosearzt ist die professionellste Form der Untersuchung. Nur so kann die Voraussetzung geschaffen werden, Krebsvorstufen zu entdecken und etwas dagegen zu tun. Edith G. abschließend: „Ich habe nun meine beiden Schwestern überzeugt, dass sie sich auch untersuchen lassen, weil wir ja alle von unseren Eltern genetisch vorbelastet sind." Also: Auch Familienmedizin ist hier ein Thema!

Welche Informationen liefert die Gastroskopie?

Im Rahmen der Untersuchung der Innenauskleidung der Speiseröhre (Schleimhaut) zeigt sich das Vorliegen von:

- Reflux-Entzündung = Rötung der normalen Schleimhaut der Speiseröhre
- Refluxschleimhaut = lachsfarbene Schleimhaut im Ausgang der Speiseröhre
- Tumor, Knoten, Polypen, Narben, Ring (Schatzki-Ring) und Ausstülpungen (Divertikel).

Schatzki-Ring und Divertikel

Beim Schatzki-Ring handelt es sich um einen narbenartigen Ring, der durch Reflux entsteht und Schluckstörungen auslösen kann. Die Therapie besteht meist in einer Dehnung mit einem Ballon, die im Rahmen einer Gastroskopie in Kurznarkose durchgeführt wird.

Ausstülpungen (Divertikel) können dazu führen, dass sich Gegessenes darin verfängt. Nur in seltenen Fällen, bei einem Divertikel-Durchmesser von mehr als fünf Zentimetern, ist eine Operation zur Entfernung des Divertikels notwendig.

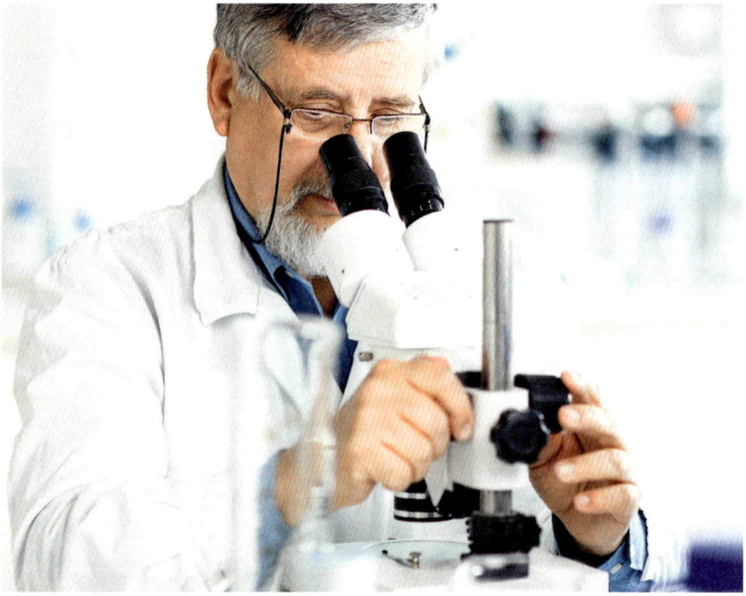

Gründliche Untersuchung und Auswertung der Gewebeproben bestimmen das weitere Vorgehen.

Nach Spiegelung und Untersuchung der Gewebeproben erfolgt die gründliche Auswertung der Befunde und zeigt:

- Trompete der Speiseröhre Typ B oder C (siehe Abb. Seite 33)
  - bei Typ B ist die Lücke im Zwerchfell normal groß („kleine Trompete")
  - bei Typ C ist die Lücke im Zwerchfell ausgeweitet („große Trompete")
- eine Entzündung in der Speiseröhre (durch Reflux und/oder Allergie gegen Nahrungsmittel)
- eine Krebsvorstufe in der Speiseröhre (Barrett-Ösophagus, Barrett-Syndrom)
- einen Zwerchfellbruch, wenn der Magen die Lücke im Zwerchfell ausfüllt (fortgeschrittenes Stadium)
- Entzündung, Polypen, Tumor in Magen und/oder Zwölffingerdarm

Gastritis oder Refluxkrankheit?

Der Begriff „Gastritis" beschreibt eine normale Reizung des Magens. Als Ursache für „Magenschmerzen" stellt sich bei über 90 % der Patienten aber eine Entzündung der Speiseröhren-Trompete heraus. Das bedeutet, das Problem liegt im Ausgang der Speiseröhre. Mit anderen Worten: Bei neun von zehn Patienten ist es der Reflux, der „Magenschmerzen" hervorruft. Genau genommen ist es der „Trompeten-Schmerz", der Betroffene quält.

Warum ist das so? Wie wir gesehen haben, befindet sich der Ausgang der Speiseröhre unterhalb des Zwerchfell-Niveaus. Die Folge: Saurer Rückfluss in den Ausgang der Speiseröhre wird vom Körper als Schmerz in der Magengrube wahrgenommen. Spiegelung, Biopsie und pathologischer Befund (Refluxschleimhaut) schaffen Klarheit. Das sollte man immer bedenken, wenn man „Magenschmerzen" verspürt.

Bei 9 von 10 Patienten ist der Reflux für die Magenschmerzen verantwortlich.

Das Wichtigste am Befund ist: Er gibt Aufschluss darüber, ob bei Ihnen ein Barrett-Ösophagus mit Becherzellen besteht oder nicht (siehe Kapitel 3, Seite 45). Findet sich kein Barrett-Ösophagus, dann bedeutet das, dass Sie zwar Reflux haben, aber kein Krebsrisiko.

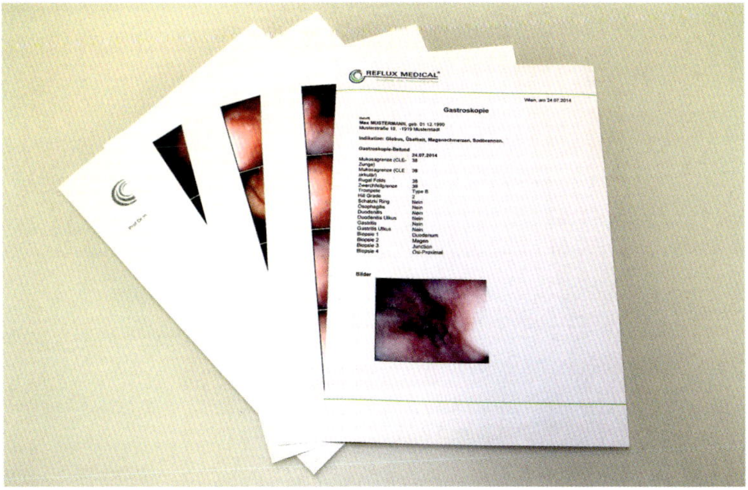

Gastroskopie-Befund

Vergewissern Sie sich, dass im pathologischen Befund die Refluxschleimhaut genau beschrieben ist: CM, OCM, IM, Dysplasie? (siehe auch Kapitel 3).
Fehlt diese Information, ist die Untersuchung nicht aussagekräftig genug. Empfehlung: Wenden Sie sich daher an ein Zentrum mit ausreichend viel Erfahrung!

Reflux-Stadium und Gastroskopie-Befund

Wie bereits erläutert, ist Reflux die Folge der Umformung des Ausgangs der Speiseröhre. Dadurch bildet sich die Trompete der Speiseröhre. Das Ausmaß der Verformung der Trompete erkennt man bei der Spiegelung (Endoskopie; siehe oben).
Je nach Ausprägung der Verformungen unterscheiden wir hier drei Stadien von Reflux, die bereits in Kapitel 2 erwähnt sind:

Krebsrisiko kann in jedem Stadium der Refluxkrankheit bestehen.

- Im Frühstadium ist der Ausgang der Speiseröhre **unterhalb** vom Zwerchfell zur Trompete umgeformt („kleine Trompete").
- Im mittleren Stadium ragt die Trompete **über** das Zwerchfell-Niveau **hinaus** („große Trompete").
- Wird die Lücke im Zwerchfell von Magen gefüllt, dann sprechen wir vom Zwerchfell-Bruch, das ist das fortgeschrittene Stadium. Mit zunehmendem Stadium werden dann auch die Beschwerden stärker.

Wichtig: Prinzipiell kann in jedem Stadium ein Barrett-Ösophagus (Krebsrisiko) vorliegen. Deshalb ist in jedem Stadium eine Vorsorge-Spiegelung der Speiseröhre angezeigt.

Wenn Sie nun den Befund der Spiegelung Ihrer Speiseröhre zur Hand nehmen, werden Sie verstehen, in welchem Stadium sich Ihre Speiseröhre befindet. Sie erkennen, dass das, was in Ihrem Befund als Hernie bezeichnet wird, der Trompete der Speiseröhre entspricht. Das liegt daran, dass der Ausgang der Speiseröhre, wie schon erwähnt, üblicherweise mit dem Mageneingang verwechselt

Reflux-Stadien, Beschwerden und Endoskopiebefund

Reflux-Stadium	Eigenschaften	Beschwerden	Beschreibung im Endoskopiebefund	Häufigkeit (%)
Frühstadium „kleine Trompete“ 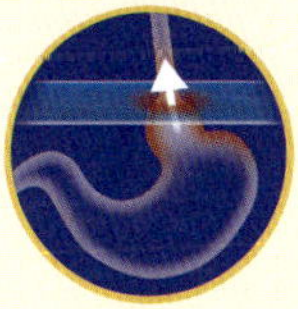	Trompete Typ B normal große Lücke im Zwerchfell, kein Zwerchfellbruch	Magenschmerzen, Hustenreiz, vermehrte Schleimproduktion im Rachen, Räuspern, Knödelgefühl im Hals	normale Speiseröhre, unauffälliger Befund oder pflaumengroße axiale Hernie, undichter Ausgang der Speiseröhre („insuffizienter Cardia-Schluss“)	60 %
Mittleres Stadium „große Trompete“ 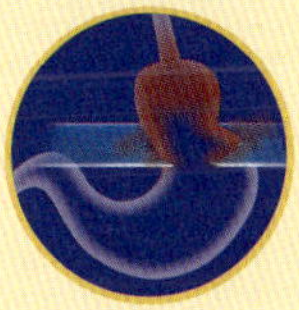	Trompete Typ C, vergrößerte Lücke im Zwerchfell, kein Zwerchfellbruch	Sodbrennen, saures Aufstoßen und Rückfluss von Mageninhalt (im Liegen), Schluckstörung, Asthma	faustgroße axiale Hernie = Zwerchfellbruch (3–5 cm)	30 % (siehe Seite 27)
Fortgeschrittenes Stadium „Zwerchfellbruch“	Zwerchfellbruch; Magen füllt die Lücke im Zwerchfell	Brustschmerzen, Asthma, Sodbrennen, saurer & galliger Rückfluss, Schluckstörung	sehr große Hernie, Zwerchfellbruch (> 5 cm); Magen liegt über dem Zwerchfell	10 %

wird. Daher ist die Untersuchung der Gewebeproben so wichtig, denn erst sie ermöglicht eine klare Unterscheidung.
Als nächster Schritt sollte zur genauen Abklärung eine Druck- und Refluxmessung der Speiseröhre durchgeführt werden (siehe dort). Die weiterführenden Untersuchungen helfen, die Diagnose zu präzisieren und die individuell richtige Refluxbehandlung einzuleiten. Inzwischen erhalten Sie bei akuten Beschwerden vorübergehend eine Therapie mit einem Magensäureblocker (PPI).

PATIENTENBEISPIEL 5: „Warum warten, bis man Krebs der Speiseröhre bekommt?"

Vorgeschichte:

Herbert P., 50 Jahre, Angestellter, leidet seit dem 25. Lebensjahr unter ständigem Sodbrennen und saurem Aufstoßen. Seit zehn Jahren nimmt er täglich Magensäureblocker. Damit hat er nur selten Sodbrennen, aber in der Nacht kommt es nun schon fast immer zu Reflux und dadurch bedingten Schlafstörungen. Sein Vater verstarb an einem Krebs der Speiseröhre.

Diagnose und Therapie:

Die Gastroskopie zeigte eine Trompete vom Typ C nach unserer Grafik und die typisch streifenartigen Veränderungen der Refluxschleimhaut („Zungen") mit Entzündung in der unteren Speiseröhre. Gewebeproben aus diesem Bereich ergaben die Diagnose: Barrett-Ösophagus ohne Dysplasie (ohne schwere Gewebsveränderung). Die Druck- und Refluxmessungen zeigten ein undichtes Anti-Reflux-Ventil und sehr viel Reflux (110 Refluxepisoden, normal bis 73) sowie eine abnorm hohe Säurebelastung der Speiseröhre.

Entsprechend der langen Dauer seiner Beschwerden und des Gastroskopiebefundes wurde Herrn Herbert P. die Entfernung des krankhaft veränderten Schleimhautgewebes (Barrett-Ösophagus) mittels Radiofrequenzablation empfohlen. Wegen der Ausdehnung der Veränderung waren zwei Termine notwendig, um den Barrett zur Gänze zu entfernen.

Zur Frage nach Beschwerden nach der Ablation: „Zwei bis drei Tage hatte ich ein leichtes Sodbrennen und ein Drücken im Magen. Die Medikamente haben da aber gleich geholfen und es gab keine Beschwerden mehr", so Herbert P.

Sechs Monate danach wurde bei Herrn P. die Fundoplikatio-Operation in Schlüsselloch-Technik gegen den Reflux durchgeführt.

Ergebnis:

Seit der Fundoplikatio wurden schon zwei Kontroll-Gastroskopien durchgeführt, welche durchwegs eine Speiseröhre ohne Entzündung und Barrett-Ösophagus zeigten. Damit wurden bei Herrn Herbert P. das Krebsrisiko und der Reflux gebannt. Herbert P. sieht es jetzt so: „Ich hätte das schon früher machen lassen sollen."

Auf die Frage, ob er nach der Anti-Reflux-Operation Beschwerden hatte, antwortete Herr P: „Für drei Wochen hatte ich eine leichte Schluckstörung bei festen Speisen. Das hat mir der Arzt schon vor der OP angekündigt. Ich habe mir beim Essen Zeit gelassen und dann ging es mir gut, keine Blähungen, keine Schluckprobleme." Und weiter: „Am wichtigsten ist mir aber, kein Krebsrisiko mehr zu haben." Auf die Frage, ob er die Therapien Betroffenen empfehlen würde: „Auf jeden Fall, warum soll man warten, bis man einen Krebs der Speiseröhre bekommt?"

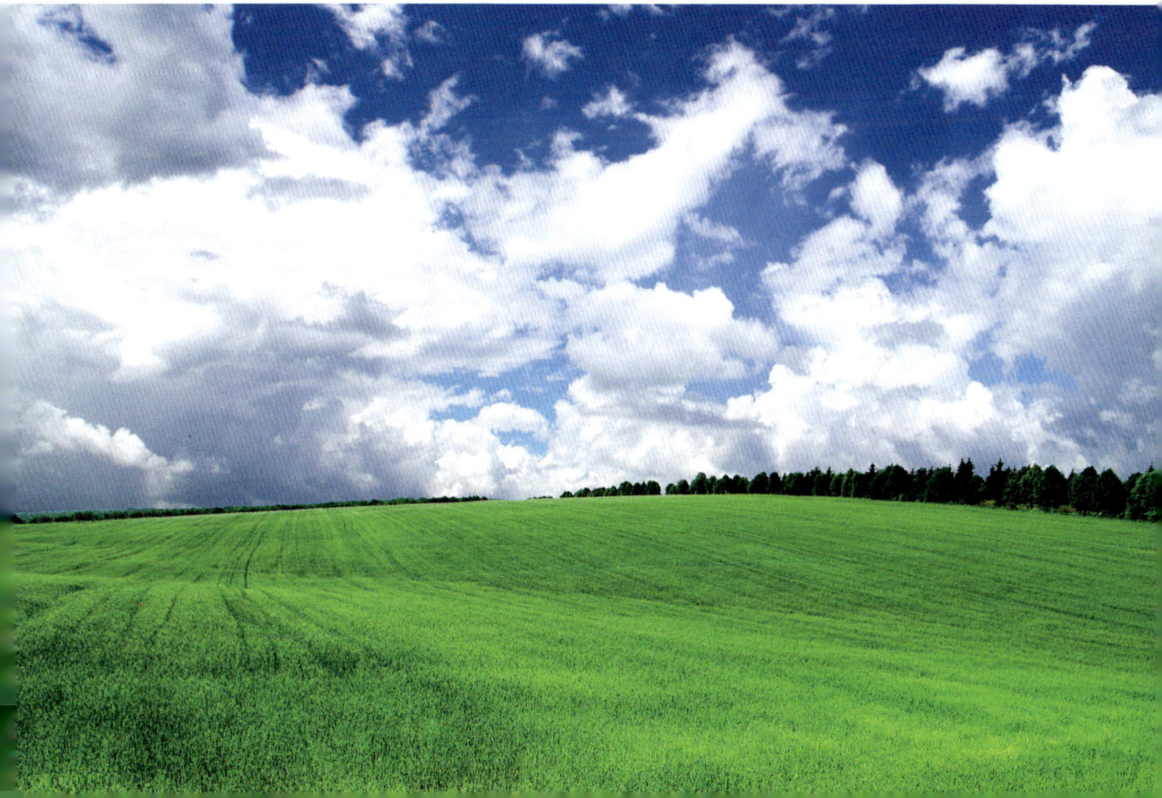

Reflux-Notfall

Bei akut einsetzenden, sehr starken, quälenden Beschwerden (Sodbrennen, Brustschmerzen) muss zuallererst ein Herzinfarkt ausgeschlossen werden. Lassen Sie sich mit der Rettung in die Notfallaufnahme des nächstgelegenen Spitals bringen.

Ist der Herzinfarkt ausgeschlossen, sollte sofort mit einer medikamentösen Therapie gegen Reflux begonnen werden. Diese richtet sich primär gegen den sauren Anteil vom Reflux, indem sie die Magensäure bindet (Präparate wie Maalox oder Rennie®), zusätzlich den Zugriff der Säure auf die Schleimhaut verhindert (Präparate wie Gaviscon oder Ulcogant®) oder gar die Säureproduktion hemmt (Magensäure-Hemmstoff = Protonenpumpenhemmer = PPI; Präparate: Pantoprazol, Nexium®, Agopton®) oder ein Histamin-Rezeptorblocker (H2-Blocker; Präparate: Ulsal®, Zantac®).

Gehen Sie in die Apotheke, um sich eines dieser Pulver zu verschaffen. Sollte das nicht helfen, dann sollten Sie die Notfallaufnahme des nächstgelegenen Spitals aufsuchen: Es könnte eine schwere Entzündung der Speiseröhre vorliegen, die eine spezielle Behandlung braucht.

Verschwinden die Beschwerden, dann sollten Sie am nächsten Tag einen Termin bei Ihrem Arzt/Ihrer Ärztin für ein Gespräch und eine Spiegelung der Speiseröhre vereinbaren. Stellt sich heraus, dass keine akute Gefahr besteht (Geschwür, Blutung, Tumor), haben Sie Zeit für die Diagnose.

Druck-, Transport- und Refluxmessung der Speiseröhre

Ergibt sich aus ärztlichem Gespräch und Spiegelung der Speiseröhre der Hinweis auf eine Refluxkrankheit, sollten zwei ganz wichtige weiterführende Untersuchungen erfolgen, die Klarheit schaffen: die Druck- & Transportmessung und die Refluxmessung der Speiseröhre. Wichtig: Diese Messungen sind schmerzlos und werden ambulant durchgeführt, Sie müssen daher nicht im Spital übernachten.

Zum Prinzip der Messungen: Wie zu Beginn von Kapitel 3 ausgeführt, ist die Speiseröhre ein Muskelschlauch, der dem Transport von Nahrung (Trinken, Essen) dient. Im Eingang befindet sich der obere Schluckmuskel, im Ausgang das schon erwähnte Anti-Reflux-Ventil, das den Rückfluss von Mageninhalt (Säure, Galle, Gegessenes) in die Speiseröhre verhindert. Oder anders ausgedrückt: Die Speiseröhre ist eine Pumpe mit einem Ventil im Eingang (oberer Schluckmuskel) und einem Ventil im Ausgang. Ventile und Pumpen erzeugen Druck. Und diesen Druck kann man mit einer Drucksonde messen.

Druck,- Transport- und Refluxmessung weisen nach, ob der Rückfluss von Säure, Galle und Nahrungsmitteln Ursache der Beschwerden ist.

Ziel der Untersuchung

Ziel der Druck- und Transport- sowie der Refluxmessung ist es, die Funktion der Speiseröhre exakt zu prüfen und den Reflux als Ursache für Ihre Beschwerden nachzuweisen. Nach der ca. 20 Minuten dauernden Druck- & Transportmessung erhalten Sie eine Reflux-Mess-Sonde, mit der Sie nach Hause gehen. Nach 24 Stunden kehren Sie zur Entfernung der Sonde ins Mess-Labor zurück. Danach erfolgen die Auswertung der Daten und die Erstellung des Befundes.

Nun zu den Messungen im Einzelnen:

Druck- und Transportmessung der Speiseröhre

Zuvor sollen Sie drei Stunden nichts essen. Die knapp 30 Minuten dauernde, schmerzfreie Untersuchung, eine hochauflösende Impedanz-Manometrie (intraluminal high resolution impedance manometry; HR-Manometrie), wird in halb aufrecht sitzender Körperposition durchgeführt. Nach Betäubung der Nasenflügel mit Xylocain®-Gel wird die Mess-Sonde über die Nase in die Speiseröhre eingeführt und bis in den Magen vorgeschoben. Über die gesamte Länge der Mess-Sonde befinden sich 32 Druckabnehmer sowie 16 Abnehmer zur Messung des elektrischen Widerstandes (Impedanz). Die Sonde ist über einen Adapter mit einem Computer verbunden, der die Untersuchung für die Auswertung aufzeichnet.

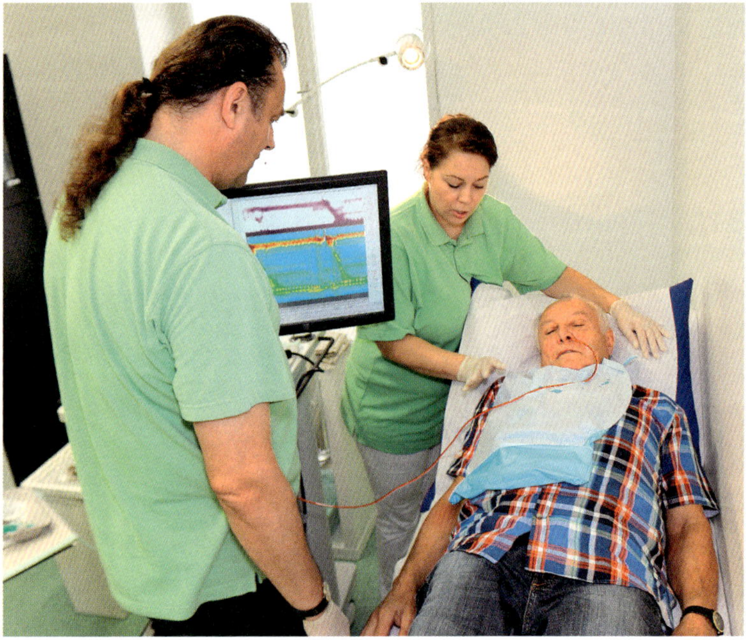

Druck- und Transportmessung der Speiseröhre

Schluckt man eine Flüssigkeit, führt dies zu Änderungen des elektrischen Widerstandes entlang der Sonde und erlaubt damit eine Aussage über die Transportfunktion der Speiseröhre. In welche Richtung ist eine Flüssigkeit unterwegs: in Richtung Magen, wie beim Trinken und Essen, oder in die entgegengesetzte Richtung, wie beim Reflux? Impedanz- und Druck-Information zeigen also genau an, inwieweit die Funktion der Speiseröhre durch den Reflux bereits angegriffen ist. Ist das Anti-Reflux-Ventil überhaupt noch in der Lage, Reflux zu verhindern oder ist es nur etwas angegriffen? Also: Ist ein korrigierender Eingriff vonnöten oder reicht eine Änderung des Lebensstils mit Kostumstellung, um die Beschwerden zu beseitigen?

Druck- und Transportmessung liefern genauen Aufschluss über die Funktion der Speiseröhre und des oberen Schluckmuskels.

Außerdem gibt die Untersuchung Aufschluss darüber, wie es um die Funktion des oberen Schluckmuskels steht und wie gut die Speiseröhre Geschlucktes in den Magen pumpt. Sind diese Funk-

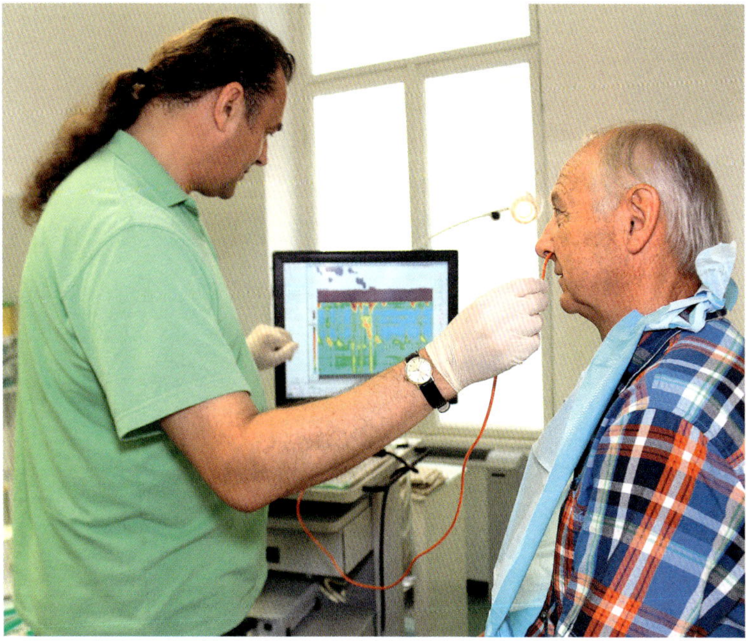

Testschlucke während der Transportmessung

Ist die Transportfunktion gestört, bleibt der Nahrungsmittel-Rückfluss unnötig lange in der Speiseröhre liegen.

tionen gestört, spricht man von einer Schluckstörung. Deren typische Symptome: Man hat Schwierigkeiten, Gegessenes zu schlucken, oder das Essen bleibt in der Speiseröhre stecken und gelangt nur mit Verzögerung in den Magen.
Während der Untersuchung werden daher zehn Testschlucke mit Kochsalzlösung durchgeführt, um die Transportfunktion der Speiseröhre zu untersuchen. Dieser Teil der Untersuchung ist sehr wichtig: Stellen Sie sich vor, Sie haben Reflux und der kann wegen schlechter Transportfunktion nicht schnell genug in den Magen zurücktransportiert werden. Das bewirkt, dass der Reflux unnötig lange in der Speiseröhre liegen bleibt. Die Folgen: Sodbrennen und Druck in der Brust. Somit zeigt die Untersuchung, wie gut die Speiseröhre in der Lage ist, sich gegen den Reflux zu wehren.
Reflux kann aber nicht nur den Transport von Flüssigkeiten, sondern auch den von breiigen Nahrungsmitteln durch die Speiseröhre verzögern. Um auch eine solche Transportstörung genau abzuklären, schlucken Sie eine zähflüssige Testmahlzeit. Die anschließende Messung verfolgt die Qualität des Transports dieser Mahlzeit durch die Speiseröhre.

Fassen wir zusammen: Die kombinierte Druck- und Impedanz-(Transport-)Messung der Speiseröhre zeigt:

- die Funktion des oberen Schluckmuskels,
- die Funktion des Anti-Reflux-Ventils (wie viel davon funktioniert noch?),
- die Transportfunktion der Speiseröhre (ist diese gestört?),
- eine allfällige andere Funktionsstörung der Speiseröhre (z. B. Achalasie, Spasmus der Speiseröhre).

Achalasie und Spasmus der Speiseröhre

In seltenen Fällen (10 von 100.000 Personen) findet sich eine Achalasie. Dabei handelt es sich um eine seltene Funktionsstörung der Speiseröhre: Das Anti-Reflux-Ventil öffnet sich beim Schlucken nicht, was zu einer Schluckstörung führt. Die Achalasie entwickelt sich schleichend: Zuerst bleibt nur Festes, dann aber auch zunehmend Flüssiges in der Speiseröhre stecken.

Die Diagnose erfolgt durch die eben beschriebene Druckmessung.

Beim Spasmus der Speiseröhre handelt es sich um eine schmerzhafte Verkrampfung der Speiseröhre, die ebenfalls zu einer Schluckstörung führt.

Die Behandlung beider Erkrankungen zielt darauf ab, die Transportstörung durch Medikamente, mechanische Dehnung (Ballon-Dilatation) oder eine Operation (Myotomie = Spaltung des zu engen Muskels im Ausgang der Speiseröhre) zu beheben. Der Eingriff erfolgt chirurgisch und kann in Schlüsselloch-Technik durchgeführt werden.

Eine neue, vielversprechende Methode zur Behandlung dieser Erkrankungen stellt die endoskopische Spaltung der Muskulatur dar, die als POEM (per oral endoscopic myotomy) bezeichnet wird. Dabei trennt man die einzelnen Muskelschichten im Ausgang der Speiseröhre voneinander und zwar in Allgemeinnarkose im Rahmen einer Speiseröhrenspiegelung.

PATIENTENBEISPIEL 6: Dank genauer Diagnose wieder beruflich erfolgreich

Vorgeschichte:

Johannes Z., 45 Jahre, normalgewichtig, Jurist, Vater von drei Kindern, litt seit zehn Jahren unter Sodbrennen und saurem Aufstoßen. Magensäureblocker linderten die Beschwerden. Trotzdem kam es vor allem in der Nacht zu Reflux und Schlafstörungen. Das beeinträchtigte Lebensqualität und Produktivität, da Johannes Z. dann oft nicht ausgeschlafen in die Kanzlei kam. Anlass für ihn, seine Beschwerden einmal genau abklären zu lassen.

Diagnose und Therapie:

Die Gastroskopie zeigte bereits eine Trompete vom Typ C nach unserer Grafik. Die Reflux-Schleimhaut enthielt keine Becherzellen (siehe Seite 41). Somit bestand ein Reflux ohne Krebsrisiko. Die Druckmessung zeigte ein auf einen Zentimeter verkürztes Anti-Reflux-Ventil, der Transport der Speiseröhre war normal. Die Refluxmessung zeichnete allerdings 110 Refluxepisoden auf. Der Normalwert liegt unter 73 Episoden. Somit bestand die Datenlage für eine OP gegen Reflux. Da die „Trompete“ von Herrn Johannes Z. bereits sehr stark ausgeleiert war, wurde eine Fundoplikatio-Operation durchgeführt.

Ergebnis:

Fünf Jahre nach der OP war Johannes Z. mit dem Ergebnis sehr zufrieden, hatte auch ohne Medikamente keine Refluxbeschwerden und konnte seinem Beruf wieder mit voller Energie nachgehen. Das Urteil des Juristen: „Die OP würde ich mir wieder machen lassen und ich kann jedem mit Refluxbeschwerden nur empfehlen, dass er diese genau abklären lässt.“ Und weiter: „Wichtig erscheint mir, dass man sich an Profis mit entsprechender Erfahrung wendet.“

Die Geschichte von Johannes Z. zeigt: keine OP ohne exakte Abklärung mit Gastroskopie und Druck- und Refluxmessung. Nur so kann man sehen, ob die OP Erfolg bringen wird.

Refluxmessung der Speiseröhre (Impedanz-pH-Metrie)

Die Refluxmessung hilft, Säuregehalt, Häufigkeit und Intensität von Reflux sowie dessen Fließbewegungen über 24 Stunden genau zu erfassen. Die Daten der zahlreichen Messungen werden von der Sonde in ein Computersystem übertragen. Daher tragen Sie bei der 24-Stunden-Refluxmessung einen Rekorder in Handygröße, der die Daten speichert. Diese werden auf einen Computer im Labor überspielt und ausgewertet. Damit erlaubt diese moderne, faszinierende Technik, die Funktion der Speiseröhre und den Reflux genau zu erfassen, und das hilft dem Arzt, die Therapie zu planen. Schauen wir uns die Messung genauer an:

Die 24-Stunden-Refluxmessung hilft dem Arzt, die optimale Therapie zu planen.

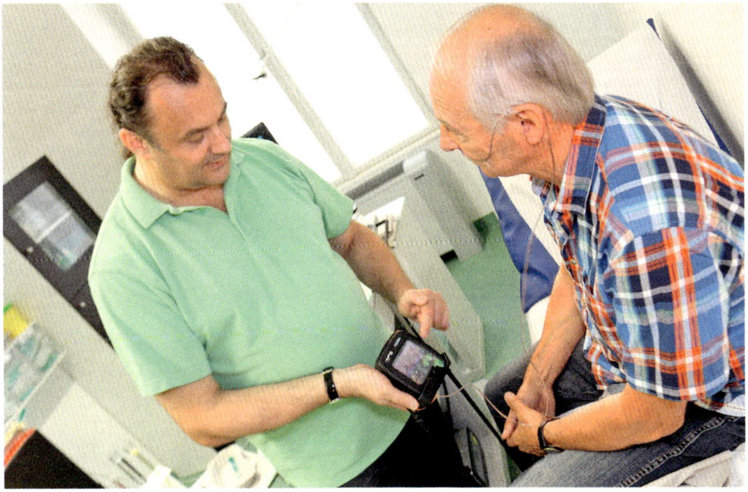

Dem Patienten wird die richtige Bedienung des Rekorders erläutert.

Nach Entfernung der Druckmess-Sonde wird über die Nasenöffnung eine Spaghetti-dünne Reflux-Mess-Sonde in die Speiseröhre eingeführt. Im unteren Ende ist die Sonde mit einem pH-Sensor ausgestattet, der fünf Zentimeter oberhalb der bei der Druck- & Transportmessung erhobenen Ebene des Anti-Reflux-Ventils positioniert wird. Sie erfasst somit die Bewegungen der festen und flüssigen Nahrungsmittel entlang der gesamten Speiseröhre und zwar in alle Richtungen. Der pH-Sensor misst den pH-Wert eines allfälligen Refluxes, zeigt also, ob ein Rückfluss sauer war oder nicht. Die Messung zeigt auch, wie weit der Rückfluss in die Speiseröhre hinaufläuft. Das ist wichtig, wenn der Verdacht besteht, dass immer wiederkehrende Halsbeschwerden (Husten, Räuspern, raue Stimme, vermehrte Schleimproduktion im Rachen, Zungenbrennen, vor allem in der Früh) vom Reflux herrühren.

Die 24-Stunden-Refluxmessung zeigt auch, ob Halsbeschwerden auf den Nahrungsmittel-Rückfluss zurückgehen.

Während der 24-Stunden-Messung führen Sie ein Protokoll, in dem Sie die Essens- und Trinkzeiten, die jeweilige Kost und das Auftreten von Beschwerden vermerken. Zur Aufzeichnung der Messdaten über Ihre Beschwerden drücken Sie die entsprechende Taste am Rekorder (z. B. Sodbrennen, Husten, Halsbrennen). Auf einer anderen Taste geben Sie Ihre Körperposition (aufrechte Position, Liegen etc.) ein. So kann bei der Auswertung der Messdaten ein Zusammenhang zwischen Reflux, Körperposition und Beschwerden hergestellt werden.

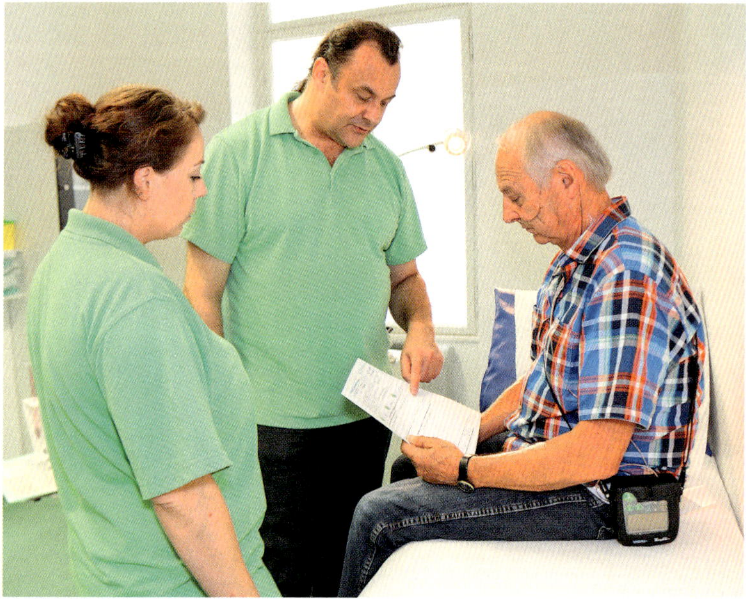

Dem Patienten wird erklärt, wie das Protokoll auszufüllen ist.

Fassen wir zusammen: Die Refluxmessung zeigt, ob

- die Speiseröhre zu starker Säure ausgesetzt ist (pH unter 4,0 mehr als 4,2 % der Tageszeit),
- zu viele Refluxepisoden stattfanden (mehr als 73 Episoden),
- ein direkter Zusammenhang zwischen Refluxepisoden und Beschwerden besteht (zu 80–100 %).

Damit gibt diese Messung Aufschluss darüber, ob Sie zu viel Reflux haben und ob dieser tatsächlich die Beschwerden (Sodbrennen, Druck hinter dem Brustbein, Halsschmerzen, Heiserkeit, Husten etc.) verursacht.
Druck- und Transport- sowie die Refluxmessung sind ganz wesentliche Untersuchungen, denn erst sie liefern die nötigen Entscheidungsgrundlagen für die individuell optimale Therapie.

H2-Tests bei Verdacht auf Zucker-Unverträglichkeit

Treten 10 bis 30 Minuten nach dem Essen Völlegefühl, Blähungen, Übelkeit oder Durchfall auf, handelt es sich meist um eine Zucker-Unverträglichkeit. Davon sind bis zu 70 % der Menschen in unseren Breiten betroffen. Die Ursache: Zucker löst eine Immunreaktion aus, die die Beschwerden im Verdauungstrakt verursacht. Die Abklärung erfolgt mit einem speziellen Atemtest, dem sogenannten H2-Test, der schmerzfrei ist und ambulant durchgeführt wird. Dabei wird pro Test jeweils immer die Reaktion auf nur eine Zuckerart überprüft.
Der Ablauf ist folgendermaßen: Man trinkt eine Testlösung mit dem entsprechenden Zucker (Xylit/Sorbit, Fruktose = Fruchtzucker, Laktose = Milchzucker).
Nach 2 ½ bis 3 Stunden wird in 15–30-minütigen Abständen über die Atemluft festgestellt, ob eine Unverträglichkeit besteht. Auch die Angabe von Beschwerden (Völle, Blähungen, Übelkeit,

Durchfall, Bauchschmerzen) wird genau protokolliert. Die Ergebnisse des H2-Tests bilden schließlich eine gesicherte Basis für die empfohlene Ernährungstherapie (z. B. Weglassen von speziellen Zuckerarten).

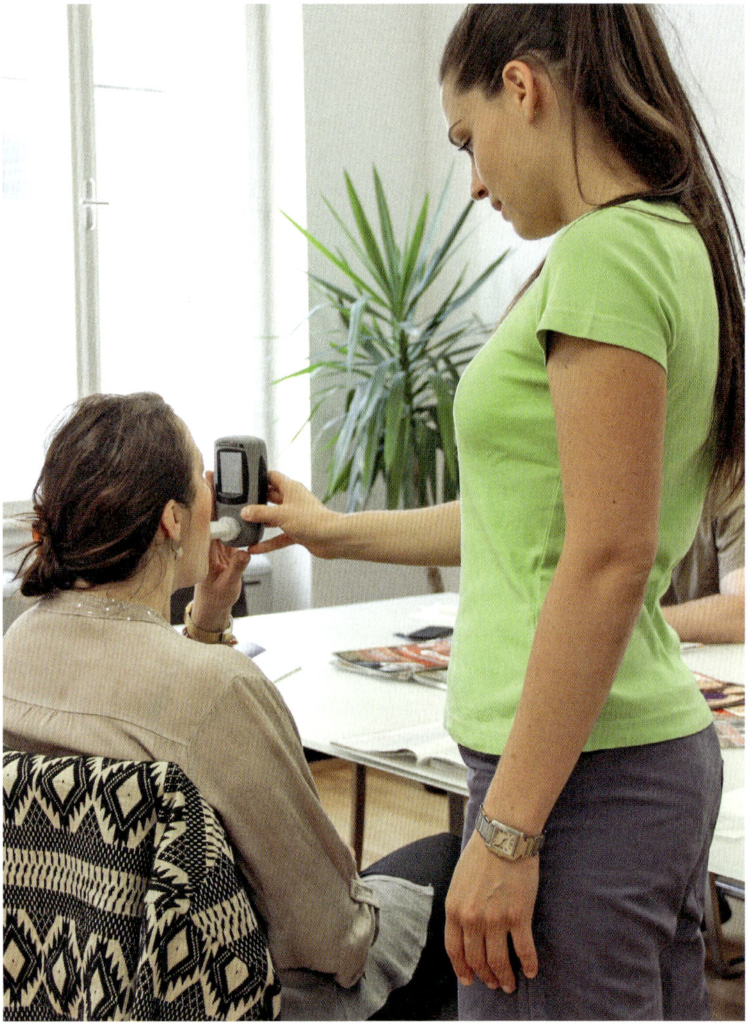

H2-Atemtest-Gerät zum Nachweis einer Zuckerunverträglichkeit:
Im 15–30-Minuten-Abstand wird gemessen, ob eine Unverträglichkeit besteht.

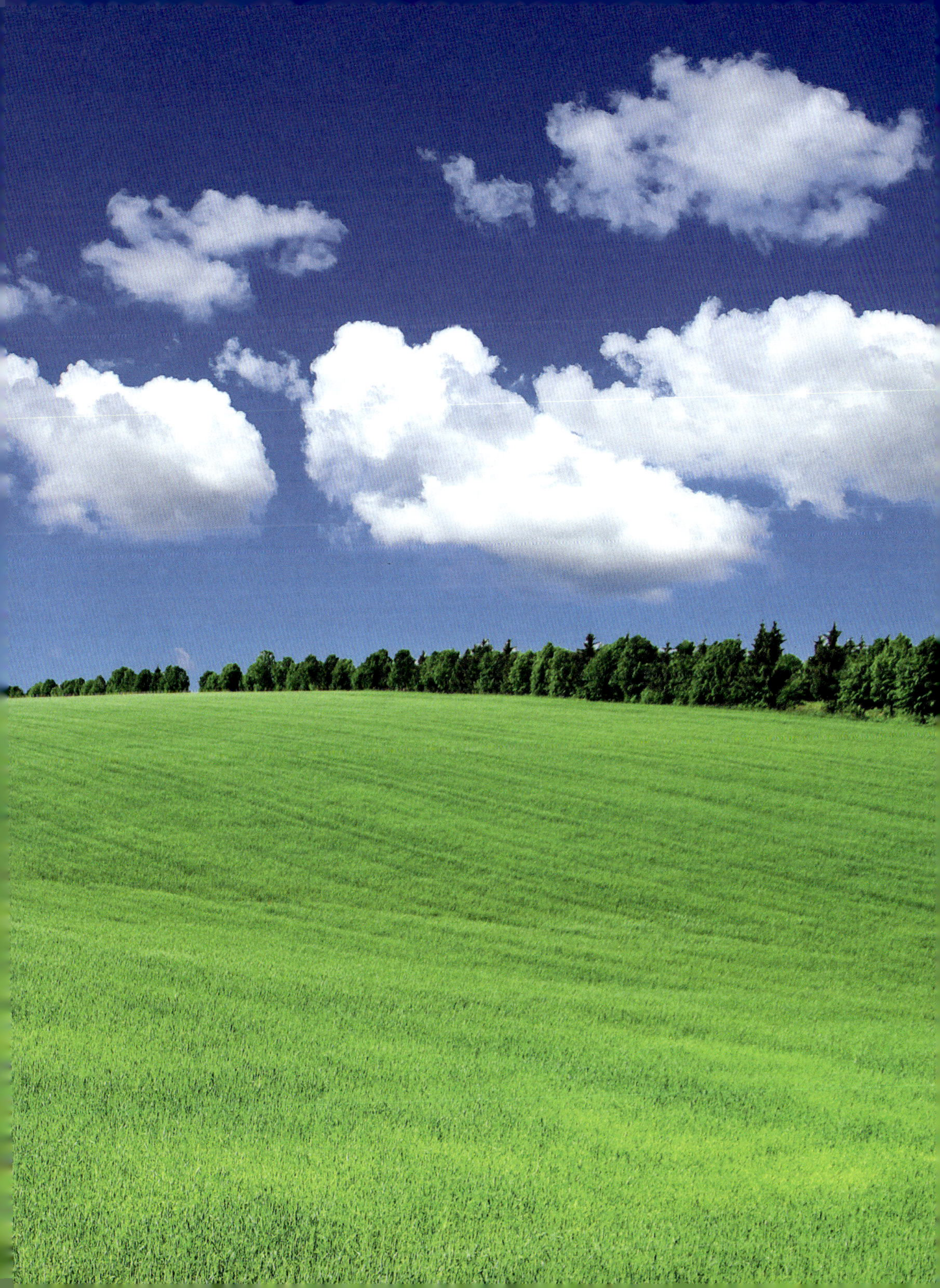

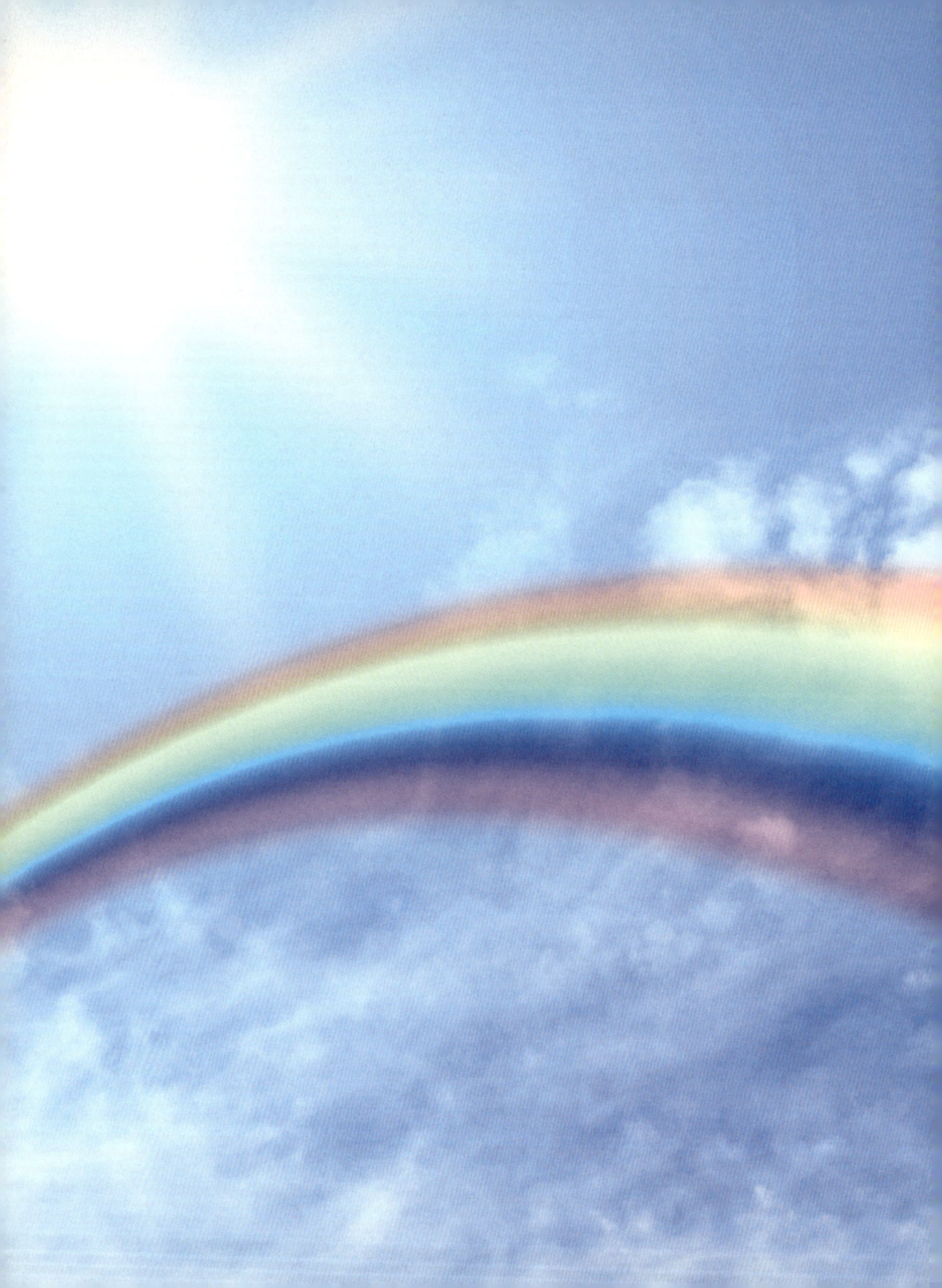

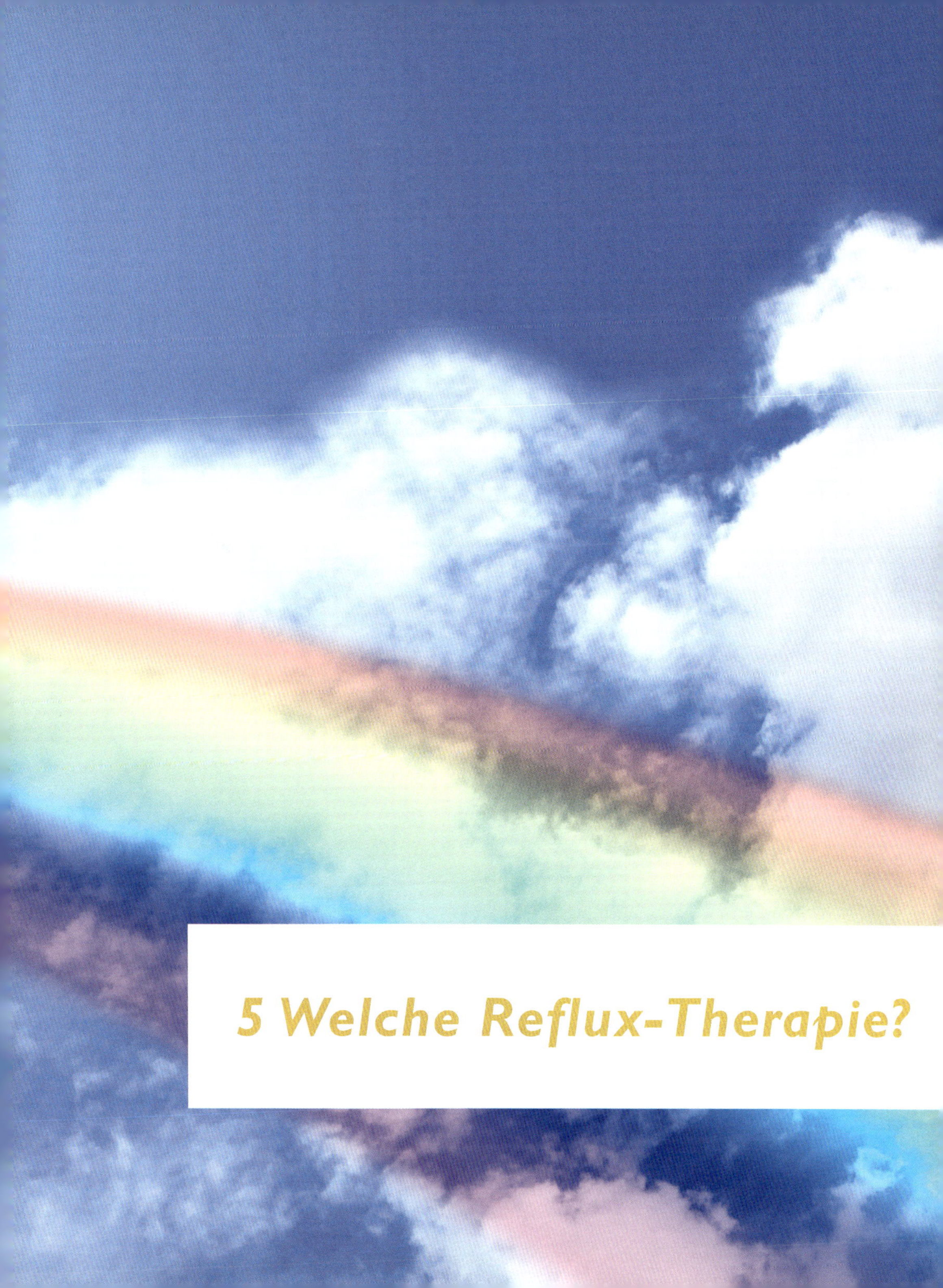

5 Welche Reflux-Therapie?

Sie haben nun die beschriebenen Gespräche und Untersuchungen hinter sich. Die Ergebnisse zeigen, dass Reflux die Ursache für Ihre Beschwerden darstellt. Was nun?

Prinzipiell gibt es folgende Möglichkeiten zur Behandlung von Reflux:

- Therapie mit Medikamenten
- Modifikation des Lebensstils (Reflux-gerechte Ernährung, Bewegung)
- Chirurgische Therapien
- Bei krankhaften Schleimhautveränderungen (Barrett-Ösophagus): Minimierung des Krebsrisikos durch Abtragung der Barrett-Schleimhaut

Erste Wahl bei der Therapie: Medikamente und Änderung des Lebensstils

Unabhängig vom Stadium der Refluxerkrankung empfiehlt es sich immer, zuerst mit einer medikamentösen Therapie und mit einer Änderung des persönlichen Lebensstils zu beginnen. Erst wenn sich damit das Wohlbefinden nicht ausreichend wiederherstellen lässt, ist eine chirurgische Therapie zu erwägen. Diese sollten Sie nur in einem Zentrum mit wirklich ausreichender Erfahrung und von einem darin geübten Chirurgen durchführen lassen.

Nun zu den Behandlungsmöglichkeiten:

Medikamente

Ein Großteil der Beschwerden bei Reflux entsteht durch den Rückfluss der Magensäure. Diese reizt und entzündet die Speiseröhre. Die Folge: Schmerzen in der Magengrube, Sodbrennen, saures Aufstoßen. Hier greift die Therapie mit Medikamenten ein: Sie mindert den Säureanteil im Reflux und lindert bzw. beseitigt die Beschwerden.

Es gibt drei Arten von Medikamenten-Gruppen, die den Mageninhalt weniger sauer machen:

- **Antazida:** Diese neutralisieren die Säure im Mageninhalt (z. B. Rennie®, Maalox, Basenpulver), bzw. kleiden die Schleimhaut mit einer Schutzschicht gegen die aggressive Magensäure aus (z.B. Ulcogant®, Gaviscon).

- **Histamin-Rezeptorblocker:** Diese hemmen jenen Anteil der Magensäureproduktion, der über den Botenstoff Histamin aktiviert wird (z.B. Ulsal®, Ranitidin, Zantac®).
- **Magensäureblocker bzw. Protonenpumpen-Hemmer (PPI):** Diese führen zu einer wirksamen Hemmung der Produktion der Magensäure (z.B. Omec®, Pantoprazol, Pantoloc®, Durotiv®, Nexium®, Agopton®, Zurcal® etc.).

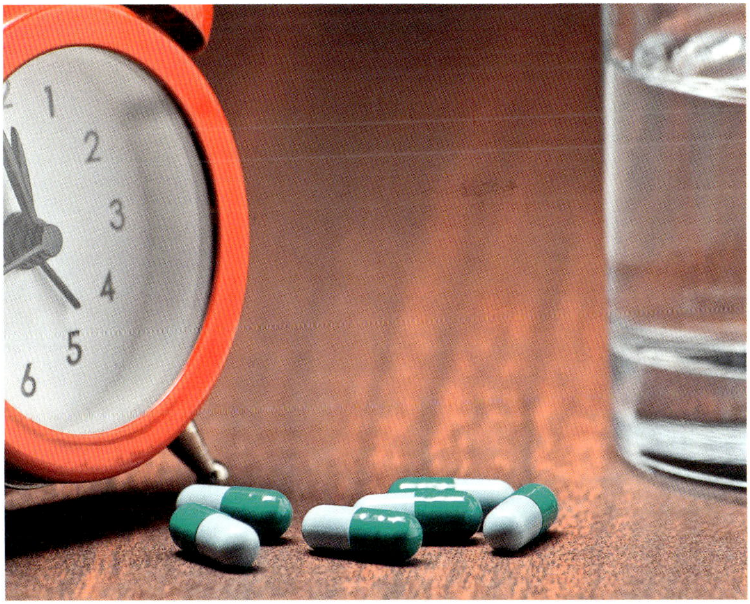

Keine Medikamenten-Therapie ohne gründliche Voruntersuchung!

Wichtig: Um eine etwaige Krebsvorstufe ausschließen zu können, sollte keine Behandlung ohne genaue Rücksprache mit dem Arzt und ohne aussagekräftige Gastroskopie begonnen werden!

Anfänglich schafft die hochdosierte Therapie mit Magensäureblockern bei bis zu 80 % der Patienten Beschwerdefreiheit bzw. deut-

liche Linderung. Dieser Effekt verschwindet aber mit der Zeit bei jedem Fünften, wodurch es nach zwei bis drei Monaten kontinuierlicher PPI-Therapie zum Wiederauftreten der Refluxbeschwerden kommt.
Wichtig ist es, die medikamentöse Therapie immer mit einer hohen Dosis zu beginnen und dann entsprechend den Beschwerden anzupassen. Die Langzeitbehandlung mit PPI-Präparaten kann zu Nebenwirkungen führen, wie zur verstärkten Infektionsneigung, zu Haarausfall, Blähungen, Durchfall sowie zu Osteoporose. Wie in Kapitel 1 über die Dysbalance des Stoffwechsels ausgeführt, ist für diese Nebenwirkungen nicht nur die PPI-Therapie alleine verantwortlich. Es liegt auch am Essverhalten, das neben dem Reflux das Ungleichgewicht des Stoffwechsels auslöst.

Anpassung des Lebensstils (Reflux-Medical-Methode)

Die Änderung des Lebensstils kann Reflux und seine Symptome um mindestens 50 % reduzieren.

Bei der Entstehung der Refluxkrankheit spielen bekanntlich Ernährungsgewohnheiten eine große Rolle. Wir wissen, dass üppige Mahlzeiten, der Genuss von kohlensäurehaltigen Getränken, von Alkohol sowie von Nikotin das Anti-Reflux-Ventil im Ausgang der Speiseröhre dauerhaft schwächen. Dementsprechend kann Reflux gelindert werden, wenn man mehrmals am Tag kleinere Mahlzeiten zu sich nimmt, Speisen mit konzentriertem Zucker, Getränke mit Kohlensäure, Zucker und Alkohol komplett meidet sowie das Rauchen aufgibt.
Fürs Erste klingt das sehr radikal. Unserer Erfahrung nach können aber mittels entsprechender Lifestyle-Maßnahmen Reflux und dessen Symptome um mehr als 50 % (!) reduziert werden. In diesen Fällen kann auf eine Operation verzichtet werden.
Daher empfiehlt die Reflux-Medical-Methode („RM-Methode"), die Behandlung von Reflux mit Lifestyle-Maßnahmen (Ernährung, Sport) mit oder ohne PPI-Therapie zu beginnen. Denn wir wissen,

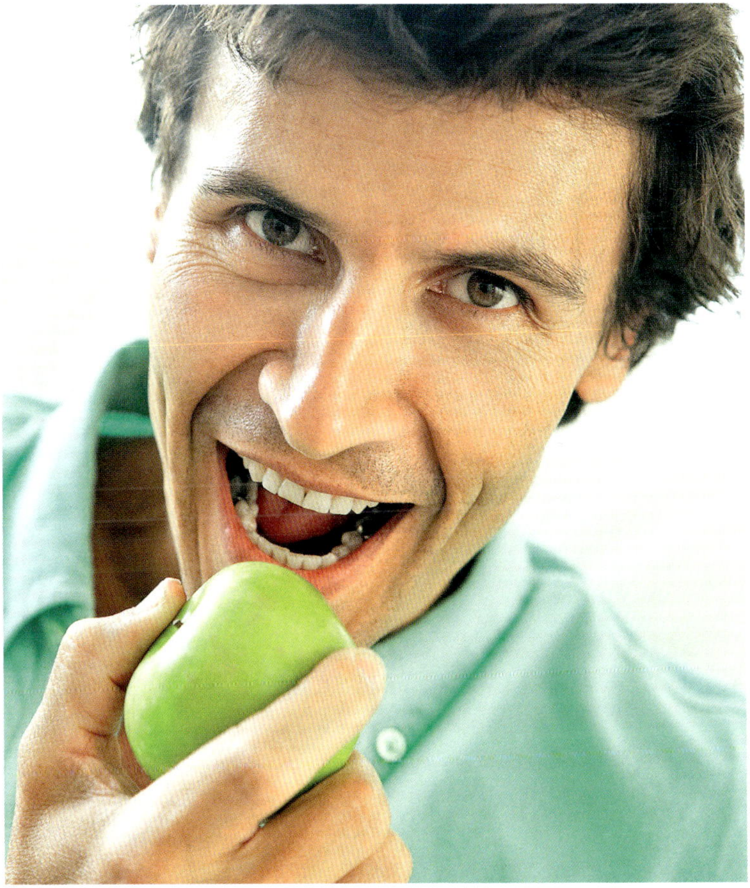

Der Verzehr grüner Äpfel tut dem Körper in vielerlei Hinsicht gut.

dass ohne Änderung des Lebensstils auch eine chirurgische Therapie nicht den erwarteten Erfolg bringt. Daher: ohne Disziplin keine Lebensqualität! Die begleitende individualisierte Stressmanagement-Beratung optimiert das Befinden und die Belastbarkeit der Betroffenen (Stressresistenz). Außerdem unterstützt die Kostumstellung durch Verbesserung des Gemütszustands den Erfolg der Therapie. Diesem wichtigen Teil der Reflux-Therapie haben wir ein eigenes Kapitel (siehe Kapitel 6) gewidmet.

Ohne Lebensstil-Änderung hat auch ein chirurgischer Eingriff oft nicht den erwarteten Erfolg.

PATIENTENBEISPIEL 7: Nach Kostumstellung kein Mund- und Zungenbrennen mehr

Vorgeschichte:

Julia B., 34 Jahre, Büroangestellte, ledig, keine Kinder, nie ernsthaft krank gewesen, leidet seit vier Jahren unter Hals-, Zungen- und Mundbrennen. Die Beschwerden treten nicht beim Essen, aber eine halbe bis ganze Stunde danach auf. Auch in der Früh quält das Brennen im Hals besonders. Sodbrennen und Magenschmerzen hingegen hat Julia B. noch nie wahrgenommen. Säureblocker (PPI) halfen nicht, die Beschwerden zu lindern. Eine anderswo durchgeführte Spiegelung der Speiseröhre lieferte einen normalen Befund, Gewebeproben aus dem Magen zeigten eine unspezifische leichte Entzündung. Aus der Speiseröhre wurden keine Gewebeproben entnommen. Eine ebenfalls anderswo durchgeführte Säuremessung (ohne Druckmessung!) zeigte eine krankhafte Säurebelastung und über 100 Refluxepisoden. Deshalb wurde ihr die Operation gegen Reflux empfohlen. Was Julia B. nicht wissen konnte: Die Reflux-Mess-Sonde wurde damals zu tief unten im Magen positioniert, womit die Untersuchung nicht aussagekräftig war.

Bevor sie sich operieren ließ, suchte sie uns im Reflux Medical Zentrum auf.

Diagnose und Therapie:

Die bei uns durchgeführte Gastroskopie zeigte eine Trompete der Speiseröhre vom Typ A. Die Refluxschleimhaut enthielt keine Krebsvorstufe (Barrett-Ösophagus), womit Reflux ohne Krebsrisiko bestand. Druck-, Transport- und Refluxmessung zeigten: ein etwas verkürztes Anti-Reflux-Ventil, drei Refluxepisoden. Das entsprach einem Normalbefund und damit war klar: Alles ist erlaubt, nur keine OP!

Da die Beschwerden und deren Auftreten auf die Dysbalance des Stoffwechsels als Ursache hinwiesen und ein „Energiefresser", also ein Tumor, ausgeschlossen werden konnte, empfahlen wir Julia B. das Anti-Reflux-Ernährungskonzept, also Kost ohne konzentrierten Zucker.

Ergebnis:

Nach etwa zwei Wochen war Julia B. beschwerdefrei. Wenn sie es einmal nicht so genau nahm und etwa Nüsse und Käse aß, traten die Beschwerden wieder auf. Julia B. ist froh, dass sie kein Fall für eine Operation war. Davon abgesehen hätte ihr diese auch nicht geholfen. Was Julia B. am besten gefallen hat: „Man hat sich für mich sehr viel Zeit genommen, mir lange zugehört, meine Beschwerden ernst genommen und mir alles ganz genau erklärt." Und weiter: „Ich bin froh, dass ich nun ohne OP und ohne Medikamente beschwerdefrei bin."

Die Geschichte von Julia B. macht zwei Fakten deutlich:

1. Ein aussagekräftiges ärztliches Gespräch, Gastroskopie und Druck- und Refluxmessung sind unerlässlich für eine erfolgreiche Therapie.
2. Bei passender, individueller Ausgangslage kann eine konsequente Kostumstellung die Beschwerden so weit lindern, dass es keiner medikamentösen Therapie mehr bedarf.

Zeigen Medikamente und eine disziplinierte Änderung des Lebensstils keine ausreichende Wirkung, sollte eine chirurgische Behandlung überlegt werden.

Anti-Reflux-Operation (Fundoplikatio)

Eine Operation gegen Reflux sollte überlegt werden, wenn:

- trotz medikamentöser Therapie und Änderung des Lebensstils keine ausreichende Beschwerdefreiheit erzielt werden kann;
- die Medikamente gegen die Refluxbeschwerden wegen Nebenwirkungen und Unverträglichkeit nicht genommen werden können;

Wann ein chirurgischer Eingriff angesagt ist

- man keine Medikamente mehr nehmen will;
- die Gastroskopie (sowie Gewebeproben aus der Speiseröhre) einen Krebs der Speiseröhre ausgeschlossen haben; ist dies nicht der Fall, ist vorrangig der Krebs/die Krebsvorstufe zu entfernen;
- Druck- und Refluxmessung den Reflux als Ursache für die Beschwerden nachgewiesen haben;
- keine Gegenanzeigen gegen eine Operation bestehen (Blut-/Herz-Kreislauf-/Nerven-Erkrankung; Schwangerschaft).

In Österreich werden jährlich etwa 1.600 Operationen gegen Reflux durchgeführt. In Deutschland sind es knapp 8.000, in England und Frankreich jeweils knapp 6.000 Fundoplikatio-Operationen pro Jahr. Bevor wir die Operationen im Einzelnen beschreiben, schauen wir uns einmal das Prinzip der chirurgischen Reflux-Therapie an.

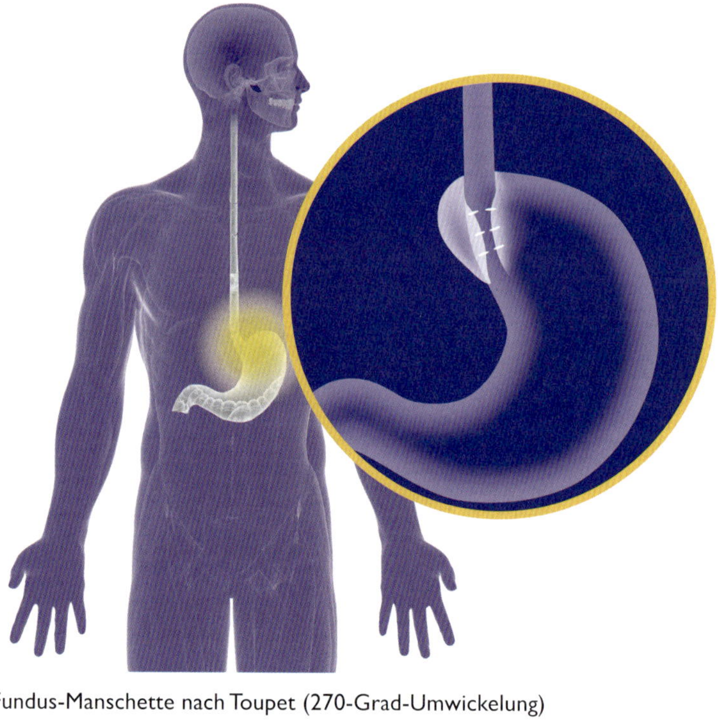

Fundus-Manschette nach Toupet (270-Grad-Umwickelung)

Vorbemerkung zur Operation gegen Reflux: Reflux entsteht, weil das Anti-Reflux-Ventil im Ausgang der Speiseröhre undicht geworden ist. Hinzu kommt, dass in 50% der Fälle die Lücke im Zwerchfell, durch welche die Speiseröhre vom Brustraum in den Bauchraum zieht, etwas erweitert ist (Geometrie-Störung). Wie schon ausgeführt, rutscht der Magen nur bei jedem zehnten Patienten durch diese Lücke in den Brustraum hinauf und bewirkt einen Zwerchfellbruch.

Das Prinzip der Operation ist es nun, das Anti-Reflux-Ventil zu stärken, damit es wieder abdichtet und den Speisefluss in die richtige Richtung ermöglicht. Außerdem korrigiert die Operation etwaige Störungen der Geometrie im Ausgang der Speiseröhre, zum Beispiel durch eine Verkleinerung der Lücke im Zwerchfell oder die Reparatur eines Zwerchfellbruchs.

Die Operation stellt die Funktion des Anti-Reflux-Ventils wieder her.

PATIENTENBEISPIEL 8: Kein Reflux und weniger Asthma nach Fundoplikatio-Operation

Vorgeschichte:

Bernhard E., 47 Jahre, normalgewichtig, kaufmännischer Angestellter, Vater von zwei Söhnen, leidet seit seinem 20. Lebensjahr an Asthma. Seit dieser Zeit verwendet er einen Cortisonspray. Damit ging es bis vor einem Jahr gut. Dann bekam Bernhard E. eine schwere Erkältung. Diese dauerte acht Wochen, er musste Antibiotika und Schmerzmittel einnehmen.

Übrig blieben: verstärktes Asthma, sodass er auch mit Cortison-Spray nicht immer beschwerdefrei war, und ein quälender, permanenter Hustenreiz, der ein- bis zweimal pro Woche auch zu Erbrechen führte. Hustenreiz und Husten verschwanden immer während der Nahrungsaufnahme, traten aber 30 bis 60 Minuten danach wieder auf. Der Zusammenhang zwischen der Besserung des Hustens und der Nahrungsaufnahme wies auf eine Dysbalance des Stoffwechsels hin (siehe Seite 13 und 16). Magensäureblocker hatten keinen Effekt. Unverändert blieb auch das Asthma, das im Lungenfunktionstest nachgewiesen wurde.

Seit einem Jahr ist Herr E. im Krankenstand, die Firma droht bereits mit der Kündigung. Sodbrennen und saures Aufstoßen hatte er übrigens nie. Mit dieser Vorgeschichte stellte sich Bernhard E. bei uns vor.

Diagnose und Therapie:

Nach Ausschluss eines sogenannten „Energiefressers“ (Tumors) außerhalb der Speiseröhre und im Darm (durch Röntgen-, Ultraschalluntersuchungen und Koloskopie), führten wir die Gastroskopie durch. Es fand sich eine Trompete vom Typ C laut unserer Grafik. Die Gewebeproben zeigten Refluxschleimhaut ohne Barrett-Ösophagus, also ohne Krebsrisiko. Als nächstes führten wir die Druck-, Transport- und Refluxmessung der Speiseröhre durch. Dabei fanden wir: ein um 70 % verkürztes Anti-Reflux-Ventil (passend zu der Trompete vom Typ C), eine Transportstörung der Speiseröhre und abnorm hohe Refluxdaten: 80 Refluxepisoden (normal unter 73) sowie eine krankhafte Säurebelastung (5,7 %, normal unter 4,2 %). Außerdem bestand ein direkter Zusammenhang zwischen Reflux und Husten. Damit war klar: Für Heiserkeit und Asthma-Beschwerden von Herrn E. war Reflux verantwortlich. Nach einem ausführlichen Aufklärungsgespräch entschied sich Herr E. für eine Fundoplikatio-Operation. Diese wurde erfolgreich durchgeführt.

Ergebnis:

Nach der OP hatte Herr E. während der ersten acht Wochen leichte Schluckbeschwerden bei fester Nahrung, die sich danach aber legten. Husten und Heiserkeit verschwanden gänzlich und auch das Asthma besserte sich, war aber nicht komplett weg. Beschwerdefrei war er nur während des Essens. Wir rieten Herrn E. daher zu einer Kostumstellung. Bereits nach zwei Wochen hatte er keine Asthmaanfälle mehr und konnte auf den Cortisonspray verzichten. Nur wenn er Süßes zu sich nahm (Fruchtsäfte, Torten, Schokolade) oder Alkohol trank, traten die Asthmabeschwerden wieder auf.

Ein Jahr nach der OP kam Herr E. zu einer Kontrolle. Die Gastroskopie zeigte eine normal liegende Fundoplikatio-Manschette, die Speiseröhre sah normal aus. Die Gewebeproben enthielten Refluxschleimhaut ohne Krebsrisiko. Druck-, Transport- und Refluxmessungen waren normal: Es gab nur mehr 20 Refluxepisoden und die Säurebelastung war praktisch null.

Auf die Frage, wie er das Vorgehen bewertet, meinte Herr Bernhard E.: „Endlich wieder ein normales Leben ohne Asthma und Husten! Das Wichtigste aber: Ich konnte meinen Job behalten und den Unterhalt für Frau und Kinder sichern."

Fazit: Gründliche und gewissenhafte Diagnose und ursachenorientierte Therapie sind Voraussetzung für den Erfolg. Auch nach einer OP ist es wichtig, auf die Ernährung zu achten. Das Wichtigste: sich Zeit zu nehmen für Gespräche, Untersuchungen und Behandlungen.

Technik der Anti-Reflux-Operation (Fundoplikatio)

Der Fundus ist jener Teil des Magens, der zipfelmützenartig neben dem Mageneingang links hinauf zum Zwerchfell und in Richtung Milz ragt. Der Fundus, der auch die Bezeichnung der Operation erklärt, dient als Stauraum der Nahrung beim Essen.

Im Rahmen des 60- bis 90-minütigen laparoskopischen Eingriffs („Schlüsselloch-OP") wickelt der darauf spezialisierte Chirurg den Fundus des Magens wie eine Manschette um den Ausgang der Speiseröhre und stellt damit die Funktion des Anti-Reflux-Ventils wieder her. Die Fundus-Manschette wird also genau um die Trompete der Speiseröhre gelegt. Bei der Operation verkleinert man auch die vergrößerte Lücke im Zwerchfell mit zwei bis vier Nähten, um damit die ursprüngliche Geometrie wiederherzustellen. Bei großen Lücken (über 7–10 cm) wird eine Verstärkung mittels Kunststoffnetz durchgeführt, womit man dem Lockern der Nähte nach der OP vorbeugt.

Die Anti-Reflux-Operation stellt auch die ursprüngliche Geometrie von Zwerchfell und Ausgang der Speiseröhre wieder her.

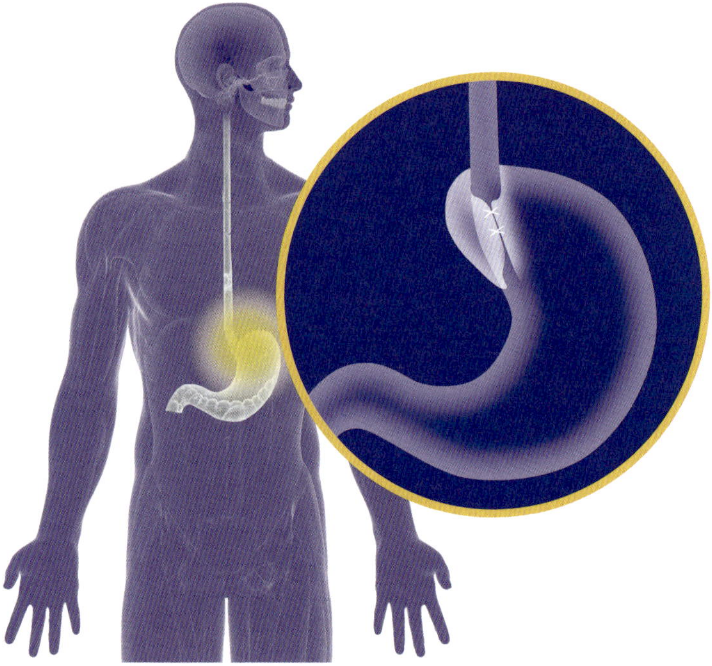

Fundus-Manschette nach Nissen (360-Grad-Umwickelung)

Je nachdem, wie ausgedehnt der Ausgang der Speiseröhre mit dem Fundus umwickelt wird, unterscheidet man drei Techniken:

- Fundoplikatio nach Nissen: 360-Grad-Umwickelung
- Fundoplikatio nach Toupet: hintere 270-Grad-Umwickelung
- Fundoplikatio nach D'or: vordere 90-Grad-Deckung (wird heute bei Reflux nicht mehr empfohlen, da sie sich im Vergleich zu den beiden anderen Methoden als weniger wirksam entpuppt hat), findet nur mehr nach einer Achalasie-OP zur Deckung der Muskelspaltung Verwendung.

Die Anti-Reflux-Operation wird heute üblicherweise „durchs Schlüsselloch", also minimal invasiv, durchgeführt.

Heute wird die Anti-Reflux-OP in Allgemeinnarkose als minimal invasiver, laparoskopischer Eingriff, also in Knopfloch-Technik durchgeführt. Dabei werden über fünf jeweils 0,5 cm bis 1,0 cm lange Schnitte im Oberbauch feine Kanülen in die Bauchwand eingebracht, über die Kamera und Instrumente vorsichtig in den

Bauch vorgeschoben werden. Um ausreichenden Überblick rund ums Operationsgebiet zu haben, hebt man die Bauchdecke durch Einblasen von CO_2 (Kohlenstoffdioxid) an. In dem so geschaffenen Raum wird der vorhin beschriebene Eingriff unter Kamerasicht durchgeführt. Chirurg und Assistenzärzte verfolgen die operativen Schritte auf einem Bildschirm. Die bekannten Vorteile der Schlüsselloch-Technik sind: geringer Wundschmerz durch die kleinen Schnitte, kürzere OP-Zeit und maximale Gewebsschonung durch den nur minimalen Manipulationsbedarf. Der Eingriff hinterlässt auch kaum sichtbare äußere Narben. In Zentren mit entsprechender Erfahrung durchgeführt, gilt die Operation gegen Reflux als sicher und höchst wirksam.

Vorteile der „Schlüssel-loch-Technik": kleinere Schnitte, geringer Wundschmerz, maximale Gewebsschonung

Die Zeit danach

Durch das CO_2 kann es in den ersten Stunden nach der OP zu Verspannungen und Schmerzen im Rücken kommen (bei etwa 50 % der Patienten ist das der Fall), wogegen man entsprechende Medikamente verabreicht bekommt.

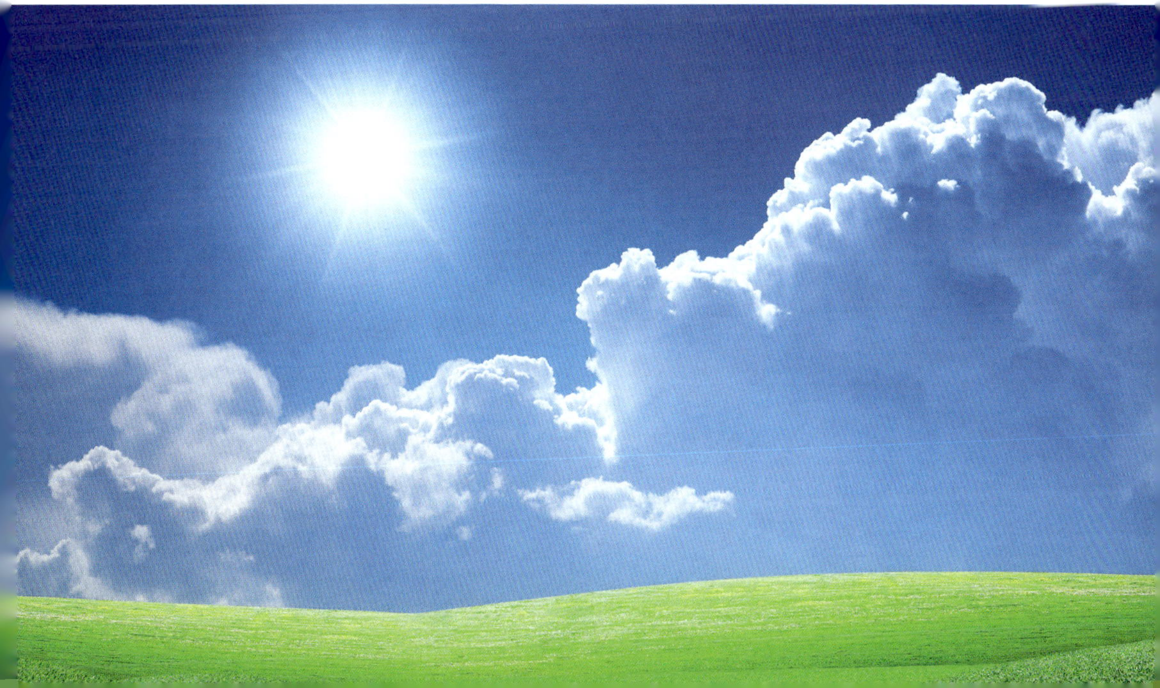

Als Nebenwirkungen können auftreten: leichte Schluckstörungen und Blähungen bis zu sechs Monaten nach dem Eingriff; Druck in der Magengrube und hinter dem Brustbein bis zu 14 Tage danach. Der Spitalsaufenthalt beträgt eine bis zwei Nächte nach dem Eingriff.

Bis zu zehn Tage nach der Anti-Reflux-Operation sollte nur breiige Nahrung konsumiert werden.

Die ersten sieben bis zehn Tage nach dem Eingriff sollte man nur breiige, flüssige Nahrung zu sich nehmen, um eine Schluckstörung zu vermeiden. Danach sollte ein langsamer Kostaufbau mit fester Nahrung begonnen werden. Wichtig: sich beim Essen Zeit lassen, gut kauen und ausreichend dazu trinken!

Bisherige Ergebnisse

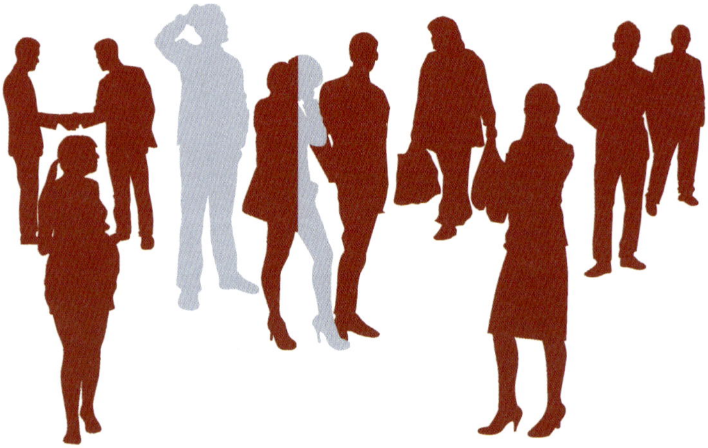

80–90 % der Patienten sind auch nach 5–10 Jahren mit dem Operationsergebnis zufrieden.

Zahlreiche Studien zeigen, dass die Technik nach Nissen und die nach Toupet gleich wirksam sind. Bei beiden Methoden sind 80–90 % der Patienten nach fünf bis zehn Jahren mit dem Ergebnis zufrieden. Bei 10–20 % ist im Laufe der Zeit ein neuerlicher Eingriff notwendig, weil die Manschette verrutscht oder die Lücke im Zwerchfell wieder aufgegangen ist. Daher ist es wichtig, nach der Operation entsprechende Ernährungsrichtlinien einzuhalten: öfters kleine Portionen essen, ausreichend trinken und Süßes meiden. Das trägt dazu bei, eine mechanische Überlastung der Manschette zu verhindern. Problematisch sind übermäßiger Nikotin- und Alkohol-Konsum, weil dadurch die Funktion der Speiseröhre beeinträchtigt wird.

Übermäßiger Alkohol- und Nikotin-Konsum sind nach der Operation problematisch.

Folgende Befunde sind für die OP bzw. die Vorbesprechung mit dem Chirurgen/der Chirurgin mitzubringen:

- Gastroskopiebefund mit Information zur Histologie der Gewebeproben (Ausschluss von Barrett-Ösophagus, Krebsrisiko);
- Befunde der Druck- und Refluxmessung.

LINX Reflux Management System (Magnetring)

Eine ganz neue, vielversprechende und den Patienten wenig belastende Methode stellt die LINX-Operation dar. Im Rahmen des nur 15- bis 20-minütigen Eingriffs wird eine aus magnetisierten Titanperlen bestehende kleine Kette um den Ausgang der Speiseröhre (die Trompete der Speiseröhre) gelegt. Unmittelbar zuvor misst der

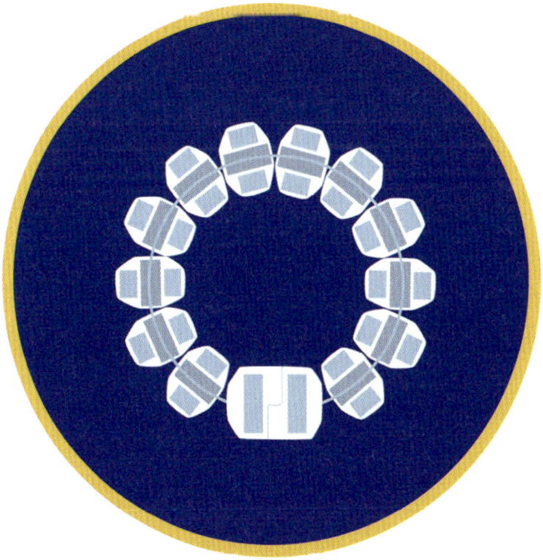

LINX-Ring

Chirurg den Umfang der Speiseröhre mit einem speziellen Instrument, um die individuell optimal passende Kette (LINX-Magnetring) auszuwählen.

LINX-Magnetring: Beim Schlucken gehen die Magnetperlen auseinander, danach ziehen sie sich wieder zusammen.

Durch die Magnetwirkung ziehen die Perlen einander an, die Kette schließt sich und übt von außen Druck auf den Ausgang der Speiseröhre aus. Die Folge: Der Ausgang der Speiseröhre schließt sich und lässt keinen Rückfluss von Nahrung in die Speiseröhre zu. Beim Essen schiebt der Schluckvorgang die Perlen auseinander, sodass die Nahrung in den Magen gelangt. Nach dem Schluckvorgang ziehen sich die Magnetperlen wieder zusammen.

Voraussetzung für die Anwendung dieser OP-Technik ist die exakte Kenntnis, dass die Speiseröhre beim Schlucken in der Lage ist, einen entsprechenden Druck aufzubauen, um die Perlenreihe auseinanderzuschieben. Das zeigt die in Kapitel 4 beschriebene Druckmessung der Speiseröhre. Ohne eine solche sollte daher keine „LINX-OP" gemacht werden. Unterbleibt diese Untersuchung, kann eine Transportstörung der Speiseröhre übersehen werden, womit ein Risiko für eine Schluckstörung nach der LINX-OP gegeben ist.

Die Zeit danach

Nach dem Eingriff sofort wieder normal essen!

Nach dem Eingriff kann es vorübergehend zu leichten Schluckstörungen kommen. Wichtig ist, danach sofort mit normaler Kost zu beginnen, um ein zu enges Einwachsen des LINX-Rings zu verhindern. Denn das würde zu einem Einschnüren der Speiseröhre mit Transportstörung und Schluckproblemen führen.

Andere mögliche Nebenwirkungen nach einer LINX-OP sind Wundschmerzen oder Druck in der Magengegend und in der Brust. Dagegen gibt es aber sehr wirksame Schmerzmittel (z. B.: Xefo® Rapid).

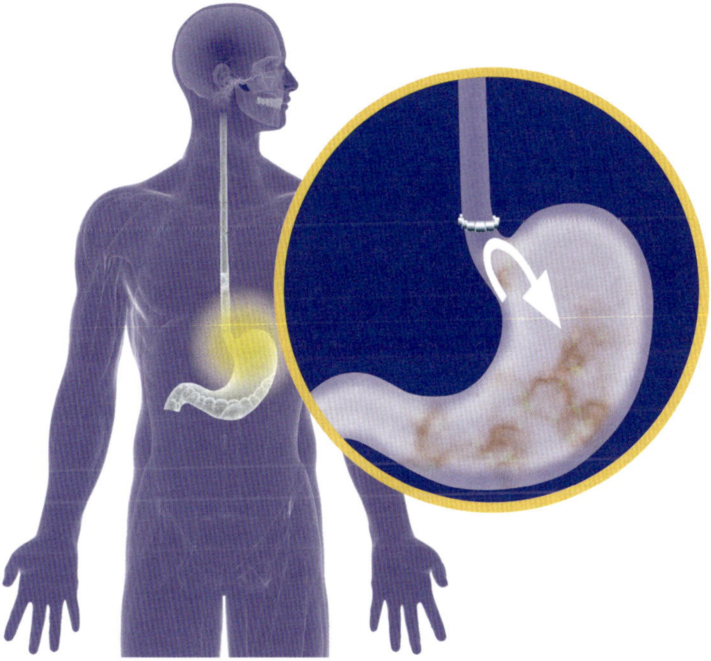

Der LINX-Ring wird exakt an die Anatomie der Speiseröhre angepasst.

Bisherige Ergebnisse

Diese relativ neue chirurgische Methode wird erst seit sieben Jahren praktiziert und bedarf hoher Spezialisierung des Chirurgen. Bis dato wurde weltweit etwa 1.800 Personen ein magnetischer LINX-Ring eingesetzt. Am Allgemeinen Krankenhaus der Medizinischen Universität Wien wird die Methode bisher mit Erfolg praktiziert.

Erste Langzeitergebnisse zeigen: 80–90 % der Patienten sind zufrieden.

Die ersten Langzeitergebnisse zeigen eine Patienten-Zufriedenheitsrate von 80 bis 90 %. Damit ist diese Operationstechnik zumindest genauso wirksam wie die PPI-Medikamenten-Therapie und die Fundoplikatio, bringt aber die Vorteile der viel kürzeren OP-Zeit (10–20 min vs. 60–90 min) und des sofortigen Kostaufbaus. Auch ist es unter bestimmten Voraussetzungen bereits möglich, trotz des LINX-Rings eine Magnet-Resonanz-Untersuchung (MRT) machen zu lassen.

LINX-Ring und Schwangerschaft

Entsprechend erster bisheriger Erfahrungen führt der LINX-Ring zu keiner Störung der Schwangerschaft. Im Gegenteil: Er trägt dazu bei, Reflux während der Schwangerschaft zu lindern. Und das Wichtigste: Bei Unverträglichkeit kann der Ring jederzeit wieder operativ entfernt werden.

PATIENTENBEISPIEL 9: Kein Sodbrennen mehr dank Magnetperlenring

Vorgeschichte:

Marianne W., 48 Jahre, Managerin, Mutter von zwei Kindern, litt seit zehn Jahren unter Sodbrennen und saurem Aufstoßen. Die Beschwerden beeinträchtigten ihr Wohlbefinden und die Produktivität. Wegen nächtlichem Reflux konnte sie oft nicht durchschlafen und war dann am nächsten Tag unausgeschlafen. Entsprechend beschwerlich gestaltete sich ihr privater und beruflicher Alltag. Die jahrelang eingenommenen Magensäureblocker machten sie beschwerdefrei, sie vertrug sie aber nur schlecht: Sie führten bei ihr zu Blähungen, Durchfall und Haarausfall. Daher erkundigte sich Marianne W. bezüglich einer chirurgischen Alternative.

Diagnose und Therapie:

Die Gastroskopie zeigte eine Trompete vom Typ B laut unserer Grafik. Die Refluxschleimhaut enthielt keinen Barrett-Ösophagus (keine Krebsvorstufe) und die Entzündung beschränkte sich nur auf den Ausgang der Speiseröhre. Die Druckmessung zeigte das Fehlen vom Segment des Anti-Reflux-Ventils unterhalb des Zwerchfells. Die Refluxmessung fand 80 Refluxepisoden, eine abnorm hohe Säurebelastung und einen direkten Zusammenhang zwischen den Refluxepisoden und dem Symptom „Sodbrennen". Die

Transportfunktion der Speiseröhre war in Ordnung. Damit durfte ein Eingriff mit dem magnetischen LINX-Ring durchgeführt werden. Die LINX-OP dauerte 20 Minuten und verlief ohne Komplikationen, Marianne W. konnte am Tag danach nach Hause gehen.

Ergebnis:

Ein Jahr nach der OP geht es Frau W. gut. Sie ist auch ohne Medikamente gegen Reflux komplett beschwerdefrei. Das Wichtigste für sie ist: „Endlich kann ich wieder ohne Schmerzen schlafen und meine volle Leistung im Job bringen. Das ist in meinem Alter und im Management ja eine berufliche Überlebensfrage!" Zur Linx-OP selbst sagt Marianne W.: „Ein kurzer Eingriff, nach dem ich nur drei Tage im Krankenstand war. Ich bin froh, dass man mich so gründlich untersucht und auf die Möglichkeit dieses Eingriffs aufmerksam gemacht hat. Man hat sich wirklich sehr genau mit mir beschäftigt, und das nimmt Angst und Stress."

Auch die Geschichte von Marianne W. zeigt, wie wichtig eine aussagekräftige Diagnose für die Therapieplanung ist. Nur so erkennt man, ob ein chirurgischer Eingriff Erfolg bringen kann.

PATIENTENBEISPIEL 10: Operation erst, wenn alles andere versagt

Vorgeschichte:

Wolfgang V., 49 Jahre, erfolgreicher Manager in einer großen Bank, litt seit sieben Jahren unter Magenschmerzen. Nur beim Essen verschwanden die Beschwerden. Magensäureblocker (PPI) und säurebindende Medikamente halfen nicht. Vor zwei Jahren kam ein lästiger Hustenreiz mit Räuspern und Halsbrennen hinzu. Die zunehmend heisere Stimme, vor allem gegen Nachmittag, behinderte ihn, im Beruf klar und überzeugend zu kommunizieren. Auch diese Halsbeschwerden wurden durch die Medikamente nicht besser.

Diagnose und Therapie:

Die Gastroskopie zeigte die Trompete vom Typ B in unserer Grafik. Die Refluxschleimhaut enthielt keinen Barrett-Ösophagus. Es bestand also Reflux ohne Krebsrisiko. Wichtig war die Information, dass die Beschwerden beim Essen verschwinden. Das deutete auf den Stoffwechsel als Ursache für die Halsbeschwerden hin.

Die Druckmessung zeigte ein verkürztes Anti-Reflux-Ventil im Ausgang der Speiseröhre. Die Transportfunktion war normal. Die Refluxmessung ergab eine erhöhte Anzahl von Refluxepisoden (94) sowie eine abnorm hohe Säurebelastung in der Speiseröhre. Es fand sich ein direkter Zusammenhang zwischen dem Reflux und den Magen- und Halsschmerzen. Nun boten sich zwei Möglichkeiten an: Kostumstellung aufs Anti-Reflux-Ernährungskonzept oder Operation. Herr V. entschied sich vorerst für eine Kostumstellung.

Ergebnis:

Nach Ausschluss eines „Energiefressers", also einer Tumorerkrankung im Verdauungstrakt, begann Wolfgang V. seine Ernährung wie in Kapitel 6 beschrieben umzustellen. Nach einer Woche war er ohne Medikamente beschwerdefrei, also ohne Magenschmerzen und Halsbeschwerden. Allerdings hatte die Sache einen Pferdefuß: Herr V. trank gerne Bier und liebte Brot, Nudeln und Käse, weswegen er die Ernährungsumstellung nicht konsequent genug fortsetzte. Daher entschied er sich nach zwei Monaten doch zu einer chirurgischen Therapie. Wir entschieden uns für das Einsetzen des LINX-Rings. Am Tag nach der OP verließ Herr V. das Spital und ist seither beschwerdefrei ohne Einnahme von Medikamenten. Wir ging es ihm nach der OP? Wolfgang V.: „Nach dieser Behandlung kann man ja sofort beginnen, ganz normal zu essen und zu trinken. Das fand ich toll. Schluckstörungen hatte ich nur ein paar Tage bis etwa 2–3 Wochen nach der OP." Wie geht man mit Schluckstörungen um? „Mein Chirurg hat mich beruhigt, dass die Schluckstörung wieder vergehen wird, und so war es auch." Auf die Frage, ob er diese Ernährung und die OP empfehlen würde: „Auf jeden Fall, wenn man Magenschmerzen und Halsbrennen hat, sollte man sich auf Reflux untersuchen lassen.

Die Ernährung hat super geholfen, aber im Beruf und im privaten Leben gibt es für mich oft keine andere Möglichkeit, als Speisen und Getränke mit Zucker zu konsumieren. Ich habe mich halt dann für die OP entschieden. Und jetzt geht es mit gut: keine Beschwerden, keine Medikamente." Und was ihm am besten gefallen hat? „Die professionelle und sehr menschliche Betreuung."

Die Geschichte von Wolfgang V. zeigt: Aussagekräftige Diagnose und Ausschöpfen aller nichtchirurgischen Möglichkeiten lässt erkennen, welchen Erfolg eine OP erwarten lässt.

Wann soll nun die LINX-OP, wann die Fundoplikatio gemacht werden?

Die Fundoplikatio sollte man durchführen, wenn Reflux als Ursache für Ihre Beschwerden nachgewiesen ist und

- eine Gegenanzeige gegen die LINX-OP besteht (Nickelallergie; Notwendigkeit für eine MRT-Untersuchung; schlechte Transportfunktion der Speiseröhre; Zwerchfell-Lücke größer 3,0 cm, Barrett-Ösophagus),

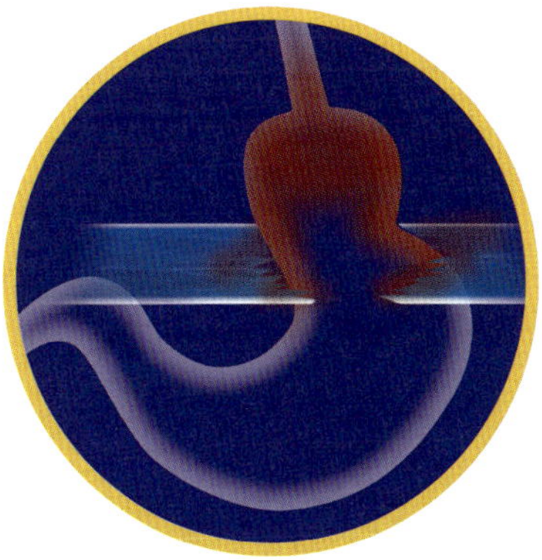

Trompete, Typ C

- ein fortgeschrittenes Stadium von Reflux vorliegt (großer Zwerchfellbruch),
- wenn Sie kein Fremdmaterial im Körper wünschen oder haben dürfen, etwa wegen eines Herzschrittmachers.

Die LINX-OP kann bei Ihnen durchgeführt werden, wenn Reflux als Ursache für die Beschwerden nachgewiesen ist und wenn folgende Befunde vorliegen:

- eine Speiseröhren-Trompete Typ B nach unserer Grafik (nicht aber Typ C)
- einige spezielle Formen der Refluxschleimhaut, worüber Sie Ihr Arzt näher informieren wird
- normale Transportfunktion der Speiseröhre in der Druck- & Transportmessung

Vorsicht ist geboten bei:

- einer Unverträglichkeit gegenüber einem Fremdkörper, speziell Titan
- einer Allergie gegen Nickel; Der LINX-Ring selbst enthält zwar kein Nickel, jedoch das Instrumentarium, mit dem der Umfang der Speiseröhre gemessen wird
- einer erhöhten Wahrscheinlichkeit für eine Magnetresonanz-Untersuchung (MRT)

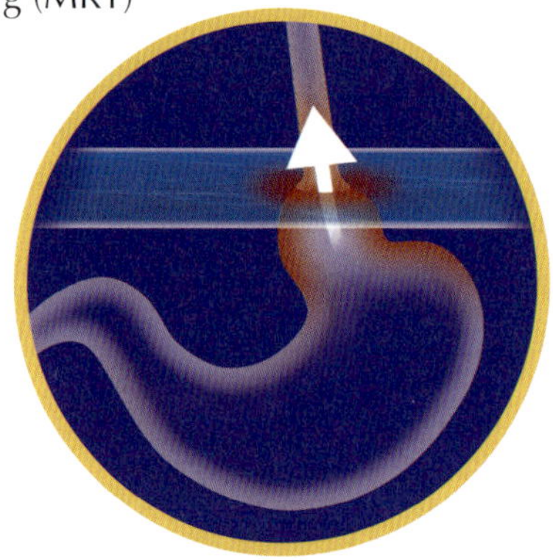

Trompete, Typ B

PATIENTENBEISPIEL 11: Keine Operation ohne gründliche Voruntersuchungen

Vorgeschichte:

Rainer K., 52 Jahre, Büroangestellter, Vater von drei Kindern, hatte seit dem 28. Lebensjahr Sodbrennen und saures Aufstoßen. Anfänglich wurden die Beschwerden mit einem Magensäureblocker (PPI) erfolgreich behandelt. Vor sechs Jahren haben die PPI dann nicht mehr so gut gewirkt und Herr Rainer K. unterzog sich nach einer Gastroskopie einer Fundoplikatio-Operation nach Nissen. Diese war bis vor drei Jahren sehr gut wirksam. Dann kamen die Beschwerden zurück und Rainer K. musste wieder Medikamente einnehmen. Drei Monaten lang kam es auch zu Schluckbeschwerden für feste Speisen, worauf sich Herr Rainer K. an uns wandte.

Diagnose und Therapie:

Die Bilder und Befunde der **vor der OP** durchgeführten Gastroskopie zeigten eine Trompete vom Typ C in unserer Grafik (war zuvor als Hernie fehlinterpretiert worden). Gewebeproben aus der Speiseröhre waren keine entnommen worden. Somit wussten wir nicht, ob bereits vor der OP ein Krebsrisiko vorlag. Auch Druck- und Refluxmessung wurden vor der OP nicht durchgeführt. Somit war unklar, wie es um die Funktion der Speiseröhre vor der OP bestellt war.

In einem ausführlichen Gespräch erklärten wir Herrn Rainer K. die Notwendigkeit folgender Untersuchungen: Gastroskopie mit Entnahme von Gewebeproben aus der Speiseröhre (um zu klären, ob eine Krebsvorstufe vorlag), Druck- und Refluxmessung der Speiseröhre und ein Schluckröntgen (Videokinematographie des Schluckaktes), um die Geometrie im Ausgang der Speiseröhre und dem Bereich der Fundoplikatio zu verstehen.

Die Gastroskopie zeigte eine nach oben verrutschte Manschette der Fundoplikatio-Operation und eine wiederum erweiterte Lücke im Zwerchfell. Die Gewebeproben aus dem Ausgang der Speiseröhre bewiesen einen Barrett-Ösophagus, also eine Krebsvorstufe, und zwar ohne schwere Gewebsveränderung (Dysplasie). In der Druckmessung fand sich ein der verrutschten Manschette entsprechendes Druckprofil mit einer

Transportstörung der Speiseröhre (das erklärt die Schluckstörung). In der Refluxmessung zeigten sich eine abnorm hohe Säurebelastung sowie 84 Refluxepisoden (normal unter 73). Das Schluckröntgen bestätigte die verrutschte Manschette und die nunmehr vergrößerte Lücke im Zwerchfell.

Die Therapie folgte dem Prinzip: Beseitigung jener Beschwerden, die das Wohlbefinden am meisten beeinträchtigten. Also galt es zuerst die Schluckstörung und den Reflux, dann den Barrett-Ösophagus zu behandeln. Und genau das haben wir Herrn Rainer K. vorgeschlagen.

Vor zwei Jahren wurde daher nochmals eine korrigierende Fundoplikatio-Operation in Schlüsselloch-Technik durchgeführt. Dabei wurden die verrutschte Manschette neu positioniert, die Lücke im Zwerchfell erneut verkleinert und die neu angelegte Manschette mit vier Nähten am Zwerchfell fixiert, um ein neuerliches Verrutschen zu verhindern.

Ergebnis:

Ein Jahr nach der OP fand wieder eine Gastroskopie statt. Die neu gelegte Manschette war intakt, aber die Gewebeproben zeigten, dass immer noch ein Barrett-Ösophagus vorlag. Deshalb wurde anschließend eine Radiofrequenzablation durchgeführt. Diese verlief ohne Probleme.

Zwei Jahre nach der OP geht es Herrn Rainer K. gut, er hat auch ohne Einnahme von magensäureblockenden oder -bindenden Präparaten keine Reflux- und Schluckbeschwerden mehr. Die zuletzt durchgeführte Gastroskopie zeigte einen normalen Befund: Die Manschette war intakt und die Untersuchung durch den Pathologen ergab, dass kein Barrett-Ösophagus mehr vorlag.

Somit war das Krebsrisiko gebannt. Rainer K.: „Ich bin sehr dankbar, dass man bei mir neben dem Reflux auch die Krebsgefahr gebannt hat.“ Und für die Zukunft: „Ich weiß, dass ich zu jährlichen Kontrollen kommen muss, und sollte der Barrett-Ösophagus wieder auftreten, weiß ich mich in guten Händen.“

Die Geschichte von Herrn K. zeigt: Ganz genaue Untersuchungen vor einer OP gegen Reflux sind unerlässlich für ein gutes Ergebnis. Vor allem geht es aber darum, das Krebsrisiko vorher abzuklären. Auch auf eine Druck- und Refluxmessung darf nicht verzichtet werden. Nur so weiß man wirklich Bescheid über die Funktion der Speiseröhre.

Stimulation mit dem EndoStim-Schrittmacher

Seit kurzem wird eine als besonders schonend geltende Alternative, die Einpflanzung eines elektrischen Stimulators (EndoStim), angeboten. Dabei werden dem Patienten per Schlüsselloch-Chirurgie zwei Elektroden in den unteren Schließmuskel der Speiseröhre (= Anti-Reflux-Ventil im Ausgang der Speiseröhre) eingesetzt. Ein unter der Bauchhaut implantierter Schrittmacher stimuliert die Elektroden, und das erhöht den Druck des Schließmuskels, was den Rückfluss (Reflux) unterbindet oder stark reduziert.

Erste Studienergebnisse sind vielversprechend.

Anfang 2014 wurde eine erste Studie, in die 25 Patienten einbezogen waren, veröffentlicht. Die Ergebnisse sind vielversprechend. Langzeitresultate stehen aber noch aus, weswegen diese neue Methode zum aktuellen Zeitpunkt noch nicht endgültig beurteilt werden kann.

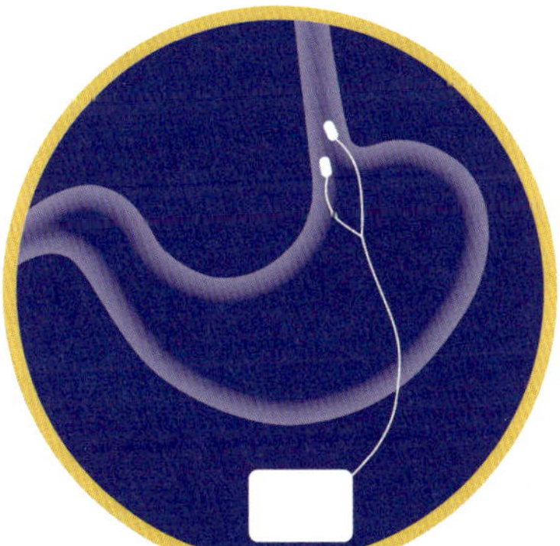

EndoStim-Schrittmacher

Derzeit wird die EndoStim-Methode nur in klinischen Studien in entsprechenden akademischen Zentren durchgeführt. Entscheidend für den Erfolg ist die richtige, sehr gründliche Diagnose (Gespräch, Endoskopie, Druck-, Transport- und Refluxmessung). Denn nur genaue Untersuchungen schaffen Gewissheit, ob ein Patient für die Behandlung mit dem EndoStim-Schrittmacher wirklich geeignet ist.

Derzeit gelten folgende Kriterien für das Einsetzen des EndoStim-Schrittmachers:

1. Abnormer Reflux muss als Ursache der Beschwerden bestätigt sein.
2. Die Speiseröhre des Patienten muss der Typ B-Trompete zuordenbar sein. Es darf also kein Zwerchfellbruch (Typ C-Trompete) vorliegen.
3. Es darf keine Krebsvorstufe, also kein Barrett-Ösophagus, vorhanden sein.
4. Die Speiseröhre muss normal funktionieren, darf also etwa keine gestörte Transportfunktion aufweisen.

Endoskopische transorale Fundoplikatio (Fundo über den Mund)

Eine ebenfalls noch relativ neue, chirurgische Therapie ist die Korrektur des Anti-Reflux-Ventils über die Mundhöhle. Über diese werden Endoskop (Spiegelungsgerät) und der so genannte Fundoplikator in den Magen eingeführt und dann Richtung Ausgang der Speiseröhre gerichtet. Der schlauchförmige Fundoplikator ist an seinem unteren Ende sowohl mit Greifarmen versehen, die das Gewebe halten, als auch mit einer integrierten „Nähmaschine", mit deren Hilfe der Arzt unter endoskopischer Sicht zwei bis drei Nähte im Ausgang der Speiseröhre anlegen kann. Diese engen den Ausgang der Speiseröhre ein und stellen damit ein neues Anti-Reflux-Ventil her, ohne die Schluckfunktion zu beeinträchtigen.
Der ca. 30-minütige Eingriff wird in Allgemeinnarkose und links in Seitenlage durchgeführt. Die ersten 2–3 Tage nach der Operation kann es zum Auftreten von Schmerzen in der Magengrube kom-

men, welche sich medikamentös problemlos behandeln lassen. Eine erste Nahrungsaufnahme ist bereits 4–6 Stunden nach dem Eingriff möglich.

Vor- und Nachteile gegenüber der klassischen Anti-Reflux-Operation

Die Methode hat einige Vorteile: Im Gegensatz zur klassischen Anti-Reflux-Operation (Fundoplikatio) bleiben außen keine sichtbaren Narben zurück. Der Eingriff ist auch viel weniger invasiv und erfordert maximal eine Nacht Krankenhausaufenthalt.

Als Nachteil gilt die Tatsache, dass sich diese Technik nur bei einer kleinen Speiseröhren-Trompete Typ B (max. 2 cm Länge) anwenden lässt. Bei einer größeren Trompete, also bei fortgeschrittener Schädigung des Anti-Reflux-Ventils, sind andere Verfahren zu empfehlen (LINX-OP, EndoStim, Fundoplikatio).

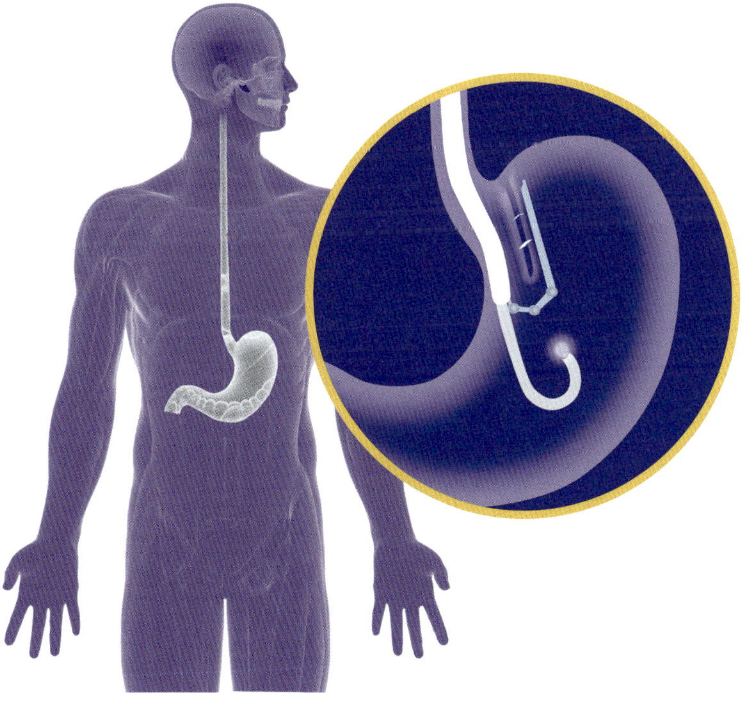

Der Eingriff erfolgt durch die Mundhöhle ohne äußere Schnitte.

Die bis dato publizierten Daten zeigen, dass die Ergebnisse nach der endoskopischen Fundoplikatio jenen nach laparoskopischer Operation entsprechen. Bei 10–20 % der Patienten lässt die Wirkung nach 5–10 Jahren nach. In diesen Fällen kann dann aber jederzeit eine klassische Anti-Reflux-Operation durchgeführt werden.

HALO®-Radiofrequenzablation bei Krebsvorstufen (Barrett-Ösophagus)

Refluxschleimhaut mit Becherzellen

Liefern die bei der Speiseröhren-Spiegelung entnommenen Gewebeproben den Beweis für eine Barrett-Schleimhaut, bedeutet das, dass in Ihrer Speiseröhre bereits eine Krebsvorstufe lauert. Wie in Kapitel 3 ausgeführt, handelt es sich beim Barrett-Ösophagus um eine spezielle Form der Refluxschleimhaut mit Becherzellen, die ein um 0,5 % erhöhtes Krebsrisiko pro Jahr bewirkt. Das bedeutet, im Durchschnitt bekommt einer von zehn Patienten mit Barrett-Schleimhaut in 20 Jahren einen Krebs der Speiseröhre.

Weitere Unsicherheiten entstehen dadurch, dass man nicht weiß:

- seit wann die Barrett-Schleimhaut schon besteht,
- ob und wann sich daraus ein Krebs (Barrett-Karzinom) entwickeln wird.

Was wir allerdings wissen ist, dass:

1. Barrett-Ösophagus bereits das genetische Programm zur Krebsentstehung besitzt, aber dieses Programm eben noch nicht aktiviert ist. Die Formatierung für die Krebsentstehung ist also bereits erfolgt, aber niemand weiß, ob und wann die „Software“ dazu aktiv wird.
2. das Krebsrisiko von Barrett-Ösophagus dem eines Darmpolypen entspricht. Ein Darmpolyp ist die Vorstufe zum Darmkrebs.

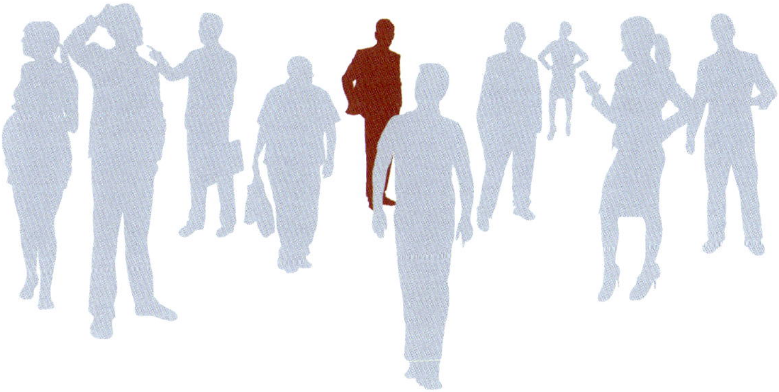

Barrett-Ösophagus: Einer von zehn Patienten entwickelt binnen 20 Jahren einen Krebs der Speiseröhre.

Wie beim Darmpolypen ist auch beim Barrett-Ösophagus dessen Entfernung wichtig, um ein mögliches Auftreten einer Krebserkrankung zu verhindern.

Fände ein Arzt bei einer Darmspieglung einen Polypen, würde er diesen niemals belassen, sondern augenblicklich entfernen. Denn Darmkrebs-Erkrankungen entstehen aus ehemals gutartigen Polypen. Genauso verhält es sich bei der Barrett-Schleimhaut. Das Einzige, was die beiden Krebsvorstufen unterscheidet, ist ihre äußere Form: Der Polyp im Darm wächst wie eine kleine Schachfigur aus der Schleimhaut heraus. Daher ist er bereits während der Spiegelung mit dem Endoskop gut zu erkennen und kann sofort entfernt werden. Im Gegensatz dazu ist der Barrett-Ösophagus (siehe Seite 41) bei der Magen- und Speiseröhrenspiegelung nicht von der restlichen, ungefährlichen Refluxschleimhaut zu unterscheiden. Die Barrett-Schleimhaut hat ebenso wie diese die Form eines flachen Teppichs, der die Innenfläche der Speiseröhre auskleidet. Daher kann Barrett-Ösophagus mit dem Endoskop nicht erkannt und – wie schon ausgeführt – erst durch die Untersuchung der Gewebeprobe unter dem Mikroskop festgestellt werden.

Beweist die Untersuchung der Gewebeproben, dass eine Barrett-Schleimhaut vorhanden ist, ist – ebenso wie beim Polypen im Darm – deren Entfernung zu empfehlen. Das geschieht mit der Radiofrequenzablation.

PATIENTENBEISPIEL 12: Trotz familiärer Vorbelastung keine Schleimhaut-Analyse gemacht

Vorgeschichte:

Gerhard Z., 44 Jahre, normalgewichtig, selbstständiger Programmierer, ledig, keine Kinder, leidet seit 14 Jahren unter Sodbrennen und saurem Aufstoßen.

Bis vor einem Jahr haben die Magensäureblocker (PPI) sehr gut geholfen. Seit einem Jahr ist aber Herr Z. auch bei Gabe der Höchstdosis (2 x 40 mg) nicht mehr beschwerdefrei. Gerhard Z.: „Die Beschwerden treten nie während des Essens, sondern immer ca. eine Stunde danach auf. Das stört mich beim Arbeiten am Computer. Ich bin müde, nicht mehr so konzentriert und die Qualität meiner Arbeit beginnt zu leiden. Das kann ich mir als Selbstständiger eigentlich nicht leisten."

Herr Z. hatte bereits vier Gastroskopien. Die Bilder der Untersuchungen zeigten die Trompete vom Typ B in unserer Grafik. Gewebeproben aus der Speiseröhre wurden damals keine entnommen, obwohl Herr Z.s Vater an einem Krebs der Speiseröhre gestorben war. Nach der Familiengeschichte war also nicht gefragt worden!

Diagnose und Therapie:

Nach einem ausführlichen Gespräch führten wir die Gastroskopie durch. Es bestätigte sich die Trompete vom Typ B. Bei der Analyse der Gewebeproben durch unseren Pathologen fand sich Barrett-Ösophagus, also Refluxschleimhaut mit Krebsrisiko. Als nächstes führten wir Druck-, Transport- und Refluxmessung der Speiseröhre durch. Es zeigten sich eine um 60 % verkürzte Druckzone im Ausgang der Speiseröhre, eine noch normale Transportfunktion der Speiseröhre, eine abnorm hohe Anzahl von Refluxepisoden (78, normal unter 73), pathologische Säurebelastung (4,8 %, normal unter 4,2 %) sowie ein direkter Zusammenhang zwischen Sodbrennen, saurem Aufstoßen und den Refluxepisoden. Somit stand Reflux als Ursache für die Beschwerden eindeutig fest.

Entsprechend des Risikoprofils (Krebs beim Vater; Refluxbeschwerden seit mehr als zehn Jahren; Speiseröhren-Trompete Typ B; pathologischer Reflux) wurde mit

Herrn Z. folgendes Vorgehen besprochen: Zuerst sollte der Reflux mit einer Fundoplikatio-Operation in den Griff gebracht und danach die Barrett-Schleimhaut mittels HALO®-Radiofrequenzablation entfernt werden.

Ergebnis:

Die Fundoplikatio-Operation wurde ohne Probleme durchgeführt. Herr Z. hatte danach für sieben Wochen leichte Schluckstörungen bei fester Nahrung. Seit der OP konnte er auf Reflux-Medikamente verzichten und hatte dennoch kein Sodbrennen und saures Aufstoßen mehr. Sechs Monate nach der OP führten wir wieder eine Gastroskopie durch. Dabei zeigte sich ein normaler Befund der Fundoplikatio, die Gewebeproben bestätigten den Barrett-Ösophagus. Also wurde, wie geplant, die HALO®-Radiofrequenzablation durchgeführt. Diese verlief ebenso ohne Probleme. Nach der Behandlung hatte Gerhard Z. außer einem für zwei Tage bestehenden leichten Magendrücken keinerlei Beschwerden.

Drei, sechs und zwölf Monate nach dem Eingriff konnte kein Barrett-Ösophagus mehr nachgewiesen werden. Gerhard Z. zum Ergebnis: „Krebsangst ist mindestens genauso belastend wie Sodbrennen. Ich bin nun froh und dankbar, dass ich beides nicht mehr habe. Dazu kommt: Die Betreuung war sehr menschlich und höchst professionell, ich kann nur jedem mit Sodbrennen und Barrett-Ösophagus empfehlen, sich genauso behandeln zu lassen."

Herr Z. wird sich nun jedes Jahr einer Kontroll-Gastroskopie unterziehen. Sollte der Barrett-Ösophagus wieder auftreten, wird er umgehend mittels HALO®-Radiofrequenzablation entfernt.

Die Geschichte von Herrn Z. zeigt: Sodbrennen muss man nicht ertragen. Vor allem aber: Auch bei familiärer Vorbelastung bedeutet Barrett-Ösophagus nicht, dass man einen Krebs der Speiseröhre erleiden muss. Umso eher aber muss die Schleimhaut der Speiseröhre genau untersucht und im Anlassfall einem Barrett-Karzinom durch die HALO®-Radiofrequenz-Ablation wirksam vorgebeugt werden. Alles andere wäre unverantwortlich!

Barrett-Ösophagus mit schweren Gewebsveränderungen (Dysplasie)

Bei schweren Gewebsveränderungen besteht ein erhöhtes Krebsrisiko.

Wie bereits auf Seite 41 und auch vorhin beschrieben, wird als Barrett-Ösophagus die Refluxschleimhaut mit Becherzellen bezeichnet, die ein erhöhtes Krebsrisiko besitzt. Nach und nach kann sich aus der Barrett-Schleimhaut ohne schwere Gewebsveränderung eine Dysplasie entwickeln. Dabei handelt es sich bereits um eine schwere Gewebsveränderung mit einem zehn- bis fünfzigmal erhöhten Krebsrisiko im Vergleich zur Barrett-Schleimhaut mit den Becherzellen. Der Pathologe unterscheidet hier noch einmal zwischen niedrig- und hochgradiger Dysplasie.

Wichtig ist zu bedenken, dass diese schwere Gewebsveränderung die direkte Vorstufe zum Krebs darstellt. Daher besteht in dem Fall rascher Handlungsbedarf, der eine baldige Radiofrequenzablation empfehlenswert macht.

Zur vollständigen Entfernung der Krebsvorstufe können mehrere Behandlungstermine nötig sein.

Diese hat sich auch bei schweren Gewebsveränderungen als sehr wirksam erwiesen, wobei zur vollständigen Abtragung der krankhaft veränderten Schleimhaut zumeist mehrere Behandlungstermine nötig sind. Etwaige Knoten oder Tumorbildungen in der Refluxschleimhaut werden endoskopisch, im Zuge einer Magen-/Speiseröhrenspiegelung, entfernt.

Allerdings stellen schwere Gewebsveränderungen an Arzt und Betroffenen bereits weitaus höhere Anforderungen. Wir empfehlen daher, bei entsprechendem Risikoprofil (nachweisbare Becherzellen) nicht zu warten, bis es so weit ist, sondern eine Radiofrequenzablation machen zu lassen.

Die Radiofrequenzablation (RFA, HALO®-Ablation)

Die HALO®-Ablation verschorft die Barrett-Schleimhaut mittels Radiofrequenzenergie.

Die RFA ist ein neues Verfahren, das die Barrett-Schleimhaut sicher entfernt und der Entstehung des Barrett-Karzinoms vorbeugt. Im Rahmen einer sanften Endoskopie mit Kurzzeitnarkose wird die Barrett-Schleimhaut mittels Radiofrequenzenergie in Form eingebrachter Elektroden verschorft. Diese befinden sich auf einem

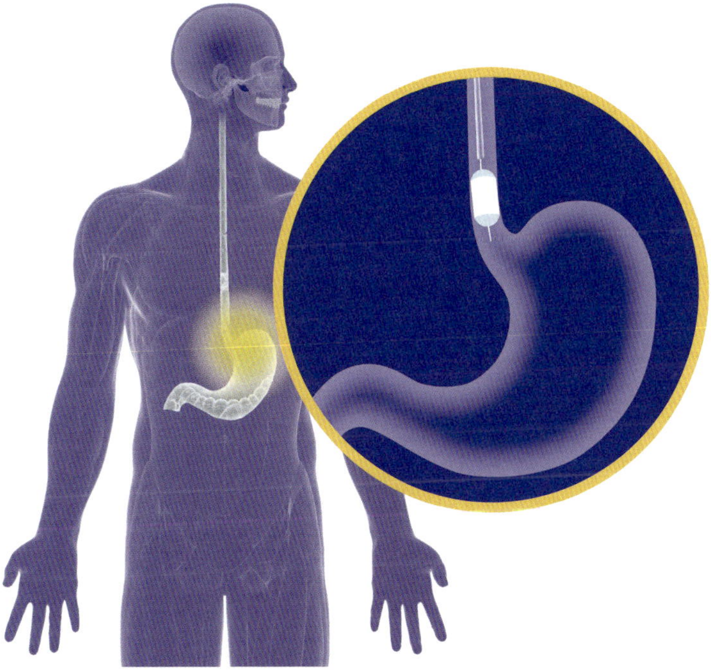

Halo-Sonde in der Speiserohre

Ballon-Katheter (HALO® 360) oder einer Plättchen-Elektrode, die auf die Spitze des Endoskops gesteckt wird (HALO® 90, 60). Eine ganz neue Variante ist die Plättchen-Elektrode, die man durch den Arbeitskanal des Endoskops in die Speiseröhre einbringt (HALO® Eagle). Je nach Größe der zu entfernenden Schleimhaut kommen Ballonsonde oder Plättchen-Elektrode zum Einsatz.

Die Behandlung dauert nur 10 Minuten.

Die über den Monitor, also mit Sicht kontrollierte Behandlung, besteht aus drei Schritten: Erst wird die Schleimhaut mit der Radiofrequenzenergie verschorft, danach der Schorf mit einer aufs Endoskop aufgebrachten Plastikkappe abgeschoben und zuletzt die Schleimhaut ein zweites Mal verschorft, um etwaige restliche Barrett-Zellen zu töten. Damit ist die zehnminütige, schmerzfreie Behandlung beendet.

Die Zeit danach

Da die HALO®-Ablation nicht schmerzhaft ist, kann der Patient meist am selben Tag nach Hause entlassen werden. Danach sollte man bis zur Gastroskopiekontrolle in zwei bis drei Monaten täglich zweimal 40 mg eines Magensäureblockers (PPI) einnehmen.

Während der ersten Tage nach der Behandlung erhält man neben der PPI-Therapie Medikamente gegen etwaige leichte Schmerzen (Sodbrennen, Magendrücken) und Übelkeit. Wichtig: Am Abend nach der Behandlung und am Morgen des darauffolgenden Tages sollte man vorsorglich eine Thrombosespritze erhalten. Denn bei Tumorvorstufen besteht ein erhöhtes Risiko für eine Thrombose und/oder eine Lungenembolie.

Welche Erfolge sind mit der HALO®-Radiofrequenzablation zu erzielen?

Bei jedem Dritten kann die Barrett-Schleimhaut wiederkommen.

Bei zwei von drei Patienten ist Barrett-Ösophagus (die mit Becherzellen durchsetzte Speiseröhrenschleimhaut) nach nur einer Behandlung verschwunden. Die Wirkung hält bei 92 % der Patienten für fünf Jahre an. Bei jedem Dritten müssen zwei bis drei weitere Behandlungen durchgeführt werden, um die Barrett-Schleimhaut gänzlich zu entfernen. Bei diesen Patienten ist die Barrett-Schleimhaut ähnlich hartnäckig wie ein Darmpolyp: Sie kann sich immer wieder neu entwickeln.

Die HALO®-Radiofrequenzablation sollte beim Barrett-Ösophagus auch ohne schwere Gewebeveränderung durchgeführt werden, und zwar, wenn:

- die Refluxbeschwerden länger als 5 Jahre bestehen,
- die Refluxschleimhaut länger als 2,0 cm ist,
- die Schleimhaut der Speiseröhre entzündet ist,
- schon eine große Trompete der Speiseröhre vorliegt,
- eine Krebserkrankung in der Familie bekannt ist und
- keine Gegenanzeigen gegen die Ablation bestehen (Herz-Kreislauf-, Nervenerkrankung, Bindegewebsschwäche, Blutgerinnungsstörung, Schwangerschaft).

HALO®-Ablationen nur in Zentren mit großer Erfahrung durchführen lassen!

Besprechen Sie mit Ihrem Arzt, ob die angeführten Befunde bei Ihnen vorliegen, um eine Ablation zu rechtfertigen. Prinzipiell sollte die HALO®-Behandlung nur in Zentren mit entsprechender Erfahrung in der Diagnose und Therapie von Barrett-Ösophagus durchgeführt werden. Derzeit wird die Radiofrequenzablation bei Barrett-Ösophagus ohne schwere Gewebsveränderungen nur im Rahmen von wissenschaftlichen Studien an universitären Einrichtungen (Universitätskliniken) von den Kassen bezahlt. Bei schwerer Gewebsveränderung wird die RFA auch außerhalb von Studien von der Kasse bezahlt.

Tiefkühl-Ablation bei Krebsvorstufen zur Entfernung von Barrett-Schleimhaut

Eine ganz neue Technik zur Entfernung der Barrett-Schleimhaut stellt die Cryo-Ablation (altgriech. κρύο, cryo oder cryos = eiskalt) dar. Sie basiert auf dem Prinzip der Gewebszerstörung durch Unterkühlung auf - 85 °C mittels flüssigem Stickstoff.
Von der Eingriffstechnik her läuft die Cryo-Ablation ähnlich ab wie die HALO®-Radiofrequenzablation. Die ca. 10-minütige Behandlung wird während einer sanften Spiegelung der Speiseröhre durchgeführt. Per Endoskop wird ein Katheter mit einem Ballon auf seiner Spitze in die Speiseröhre eingebracht und auf Höhe der Barrett-Schleimhaut platziert. Die Steuerung des Ballons erfolgt über den T-förmigen Handgriff, der auch die Batterie und die Patrone mit dem flüssigen Stickstoff enthält. Sobald der Ballon seine richtige Position erreicht hat, wird er aufgeblasen, bis er die Wand der Speiseröhre berührt. Dann wird flüssiger Stickstoff für die Dauer von 6, 8 oder 10 Sekunden an die Schleimhaut auf einem 2 × 2 cm großen Areal aufgesprüht. Damit entsteht ein -85 °C kaltes Eisfeld. Dieser kurze Tiefkühlvorgang lässt die Barrett-Schleimhaut absterben. Nach 6–8 Wochen entsteht eine neue, gesunde Speiseröhren-Schleimhaut.

Nach der üblicherweise ambulant durchgeführten Behandlung erhalten Patienten bis zum ärztlichen Kontrolltermin eine Magensäure-Blocker-Therapie (z. B. 2 × 40 mg).

Neue, vielversprechende Behandlung, die weiterer Studien bedarf

Da die Cryo-Ablation noch eine sehr neue Methode ist, gibt es dazu erst eine, 39 Patienten umfassende, klinische Studie mit durchaus vielversprechenden Ergebnissen.

Allerdings ist es derzeit noch zu früh, verlässliche Aussagen über den Stellenwert dieser neuen Methode und ihre allfälligen Vor- und Nachteile im Vergleich zur HALO®-Radiofrequenzablation zu treffen. Die Ergebnisse weiterer klinischer Studien müssen daher abgewartet werden.

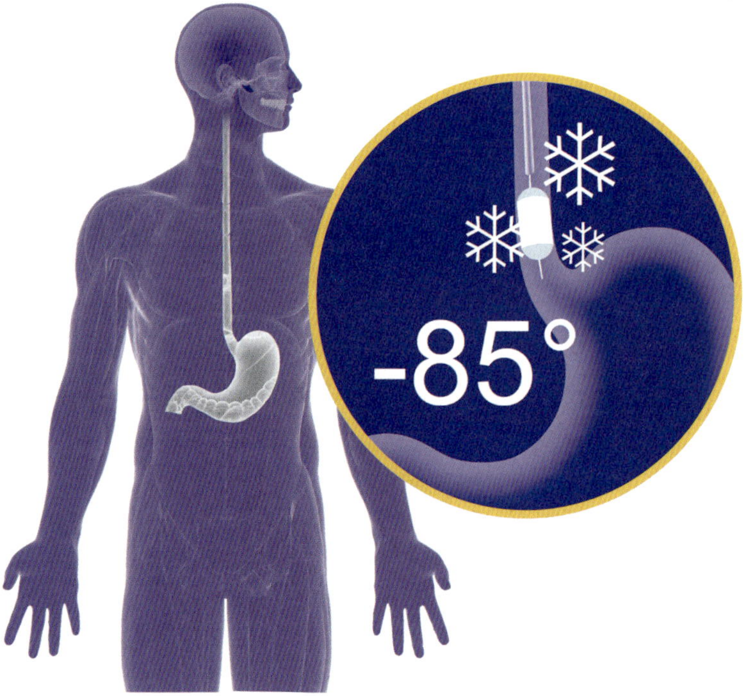

Bei der Cryo-Ablation wird krankes Gewebe durch kurzfristige „Vereisung“ zerstört.

Reflux in der Schwangerschaft

Vieles gibt es in Büchern und im Internet zum Thema Reflux und Schwangerschaft zu lesen. Hier informieren wir Sie über die speziellen Ursachen und Behandlungsmöglichkeiten.
Während der Schwangerschaft kann es aus zwei Gründen zu Refluxbeschwerden kommen. Zum einen, wenn starkes Erbrechen das Anti-Reflux-Ventil im Ausgang der Speiseröhre schwächt und damit den sauren Rückfluss begünstigt. Zum anderen, wenn gegen Ende der Schwangerschaft das Kind den Druck im Bauch verstärkt. Diese Druckerhöhung schwächt dann ebenfalls das Anti-Reflux-Ventil, das in Folge undicht wird. In beiden Fällen sind

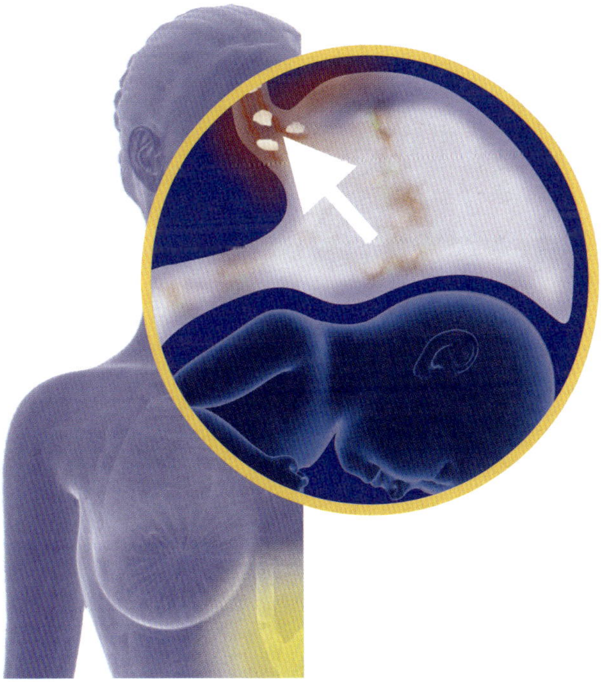

Wenn das Kind heranwächst, kann es zu Refluxbeschwerden in der Schwangerschaft kommen.

die Folgen klar: Magenschmerzen, Sodbrennen und Aufstoßen, vor allem in der Nacht. Bei schwerem Verlauf kommen Halsbrennen, Hustenreiz und Husten dazu. Was tun?

In jedem Fall sollten Sie vorab mit Ihrem Frauenarzt/Ihrer Frauenärztin sprechen, um zu klären, ob gynäkologischer Handlungsbedarf besteht. Stellen Sie sicher, dass Ihr Kind wohlauf ist.

Folgende Maßnahmen helfen gegen Refluxbeschwerden (Sodbrennen, saures Aufstoßen) in der Schwangerschaft:

- Essen Sie stündlich ein Stück grünen Apfel oder Salatgurke. Das neutralisiert die Magensäure, gibt dem Körper Energie und lindert die Übelkeit.
- Trinken Sie ausreichend Wasser ohne Kohlensäure.
- Orientieren Sie sich am Anti-Reflux-Ernährungskonzept ohne konzentrierten Zucker.
- Schlafen Sie mit erhöhtem Oberkörper.
- Achten Sie darauf, dass Sie die angeführten Maßnahmen nicht ohne ärztliche Kontrolle durchführen (regelmäßige Laborkontrolle etc.).

Hält sich der Reflux auch nach der Schwangerschaft hartnäckig, dann gründlich untersuchen lassen!

Nach der Schwangerschaft und nach dem Abstillen ist eine entsprechende Abklärung der Speiseröhre und des Magens zu empfehlen.

Zu dem Zweck sollten stattfinden:

1. ein ausführliches ärztliches Gespräch, um Beschwerden während und nach der Schwangerschaft zu erheben;
2. eine aussagekräftige Gastroskopie mit entsprechender Entnahme von Gewebeproben (zur Feststellung von Entzündung, Krebsrisiko);
3. bei anhaltend starken Refluxbeschwerden eine Druck-, Transport- und Refluxmessung der Speiseröhre.

Nach Ergebnissen des ärztlichen Gesprächs und der Untersuchungen ist die weiterführende Therapie zu planen: Medikamente, Ernährungsumstellung oder eine Anti-Reflux-Operation.

Keine Sorge, falls Sie nach einer Anti-Reflux-Operation schwanger werden sollten: Durch eine solche besteht sogar ein erhöhter Schutz vor Refluxbeschwerden. Auch nach dem Eingriff mit dem magnetischen LINX-Ring stellt eine Schwangerschaft kein Problem dar. Gegebenenfalls kann aber der LINX-Ring vor der Schwangerschaft entfernt werden.

Reflux und Zahnschmelz

Wie aggressiv aufsteigende Magensäure ist, zeigt sich unter anderem daran, dass sie imstande ist, die härteste Substanz im menschlichen Körper sukzessive zu zerstören: Die Zahnhartsubstanz,

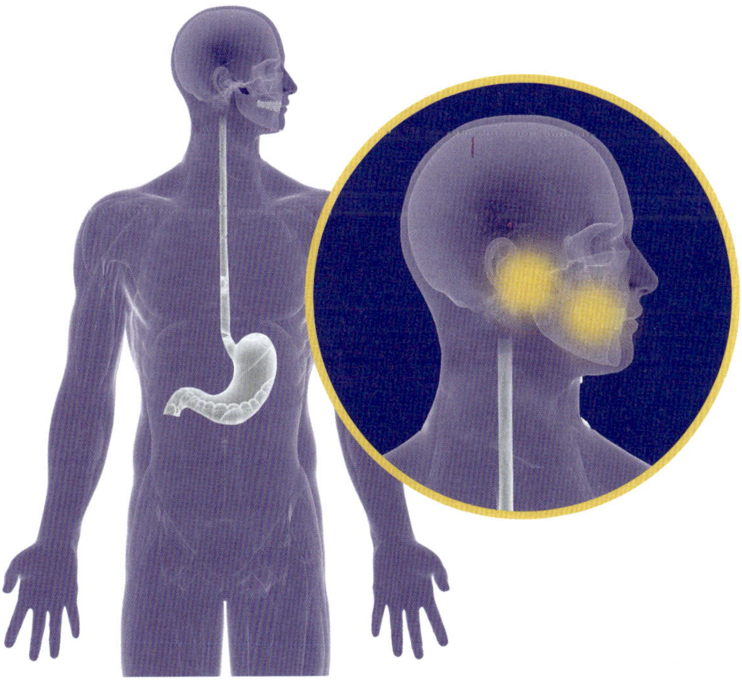

Vor einer aufwendigen Zahnsanierung sollte der saure Rückfluss unter Kontrolle gebracht sein.

auch Zahnschmelz genannt, leidet vor allem im fortgeschrittenen Stadium der Refluxkrankheit. Der Grund: Fließt Magensäure immer wieder bis in die Mundhöhle zurück, wie das beim Reflux der Fall ist, können die Zahnoberflächen durch deren niedrigen pH-Wert nachhaltig Schaden nehmen. Der ständige Säureangriff höhlt den Zahnschmelz langsam aber sicher aus und attackiert auch das Zahnfleisch. Die Folgen sind oft – trotz gründlicher Zahnpflege – ein Abbröckeln des Zahnschmelzes, Zahnschmerzen und Zahnfleischbluten.

Der Reflux-bedingte Säureangriff lässt den Zahnschmelz zerbröckeln und führt zu Schmerzen.

Deshalb haben Menschen mit chronischen Refluxbeschwerden (Sodbrennen, Husten, Heiserkeit) nicht selten Zahnschmerzen, abbröckelnde Zahnteile und Zahnfleischbluten, die wiederholte, häufig frustrierende, zahnärztliche Behandlungen notwendig machen. Denn solange der Reflux als (Mit-)Ursache der Zahnprobleme nicht festgestellt und erfolgreich behandelt ist, können sich Zähne und Zahnfleisch auch nicht erholen.

Leidet man trotz gründlicher Zahnpflege immer wieder an Zahnschmerzen und Parodontose, sollte immer auch Reflux als Ursache in Betracht gezogen werden. Eine abgesicherte Diagnose liefern gründliche Untersuchungen wie in Kapitel 4 beschrieben. Ist der Reflux erfolgreich im Griff, wird auch die oft kostspielige Sanierung der Zähne ein nachhaltigeres Ergebnis haben.

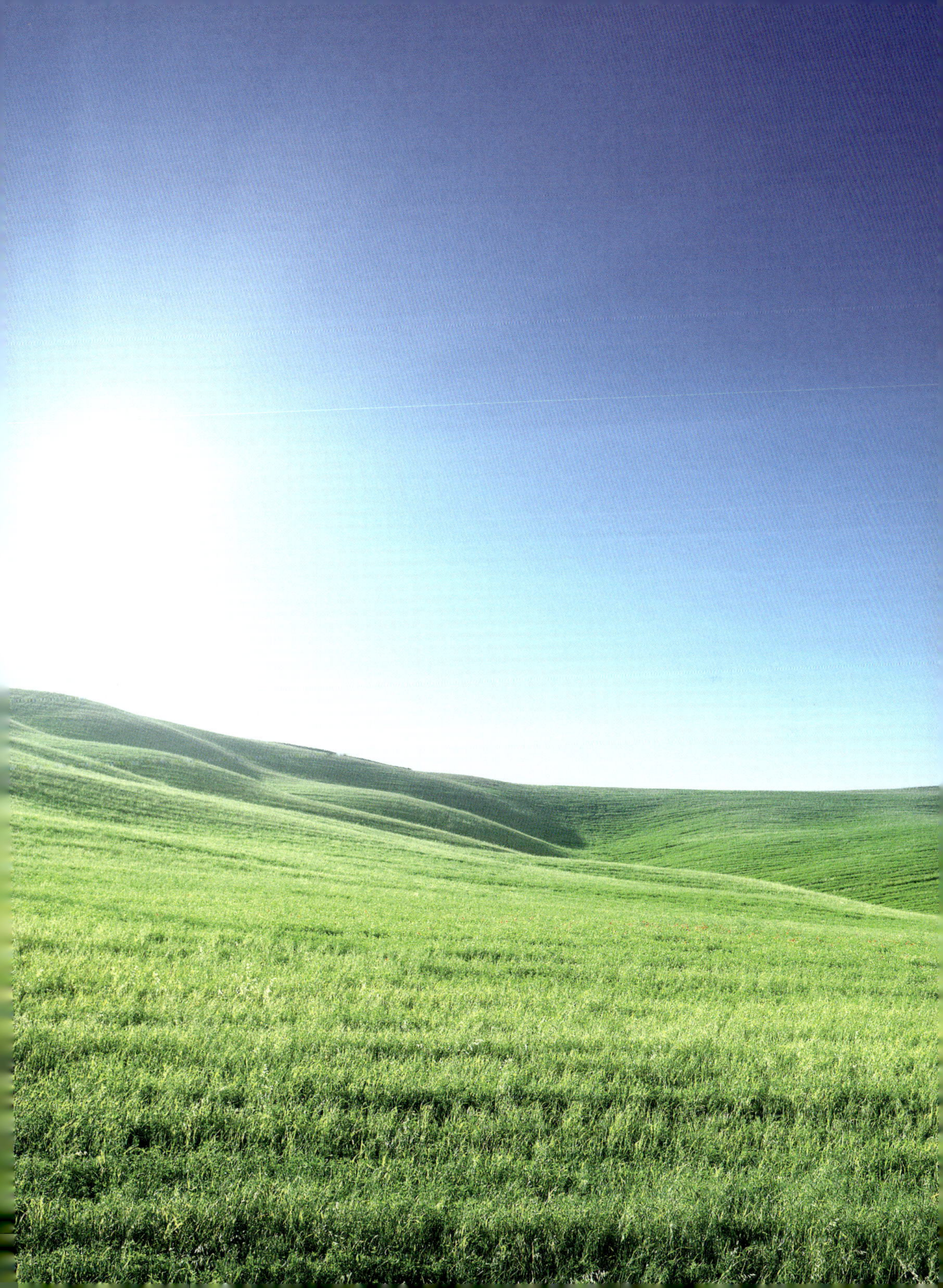

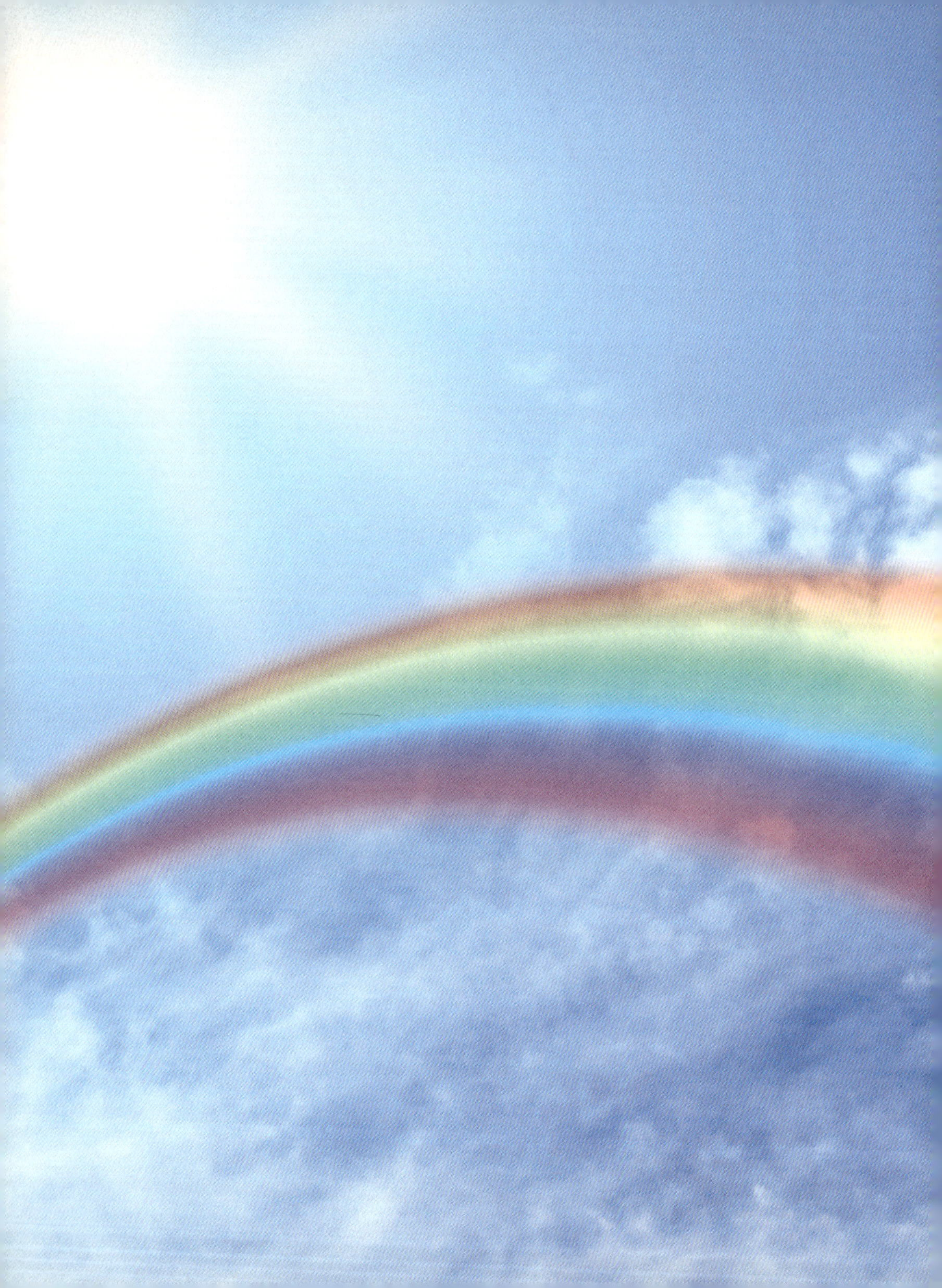

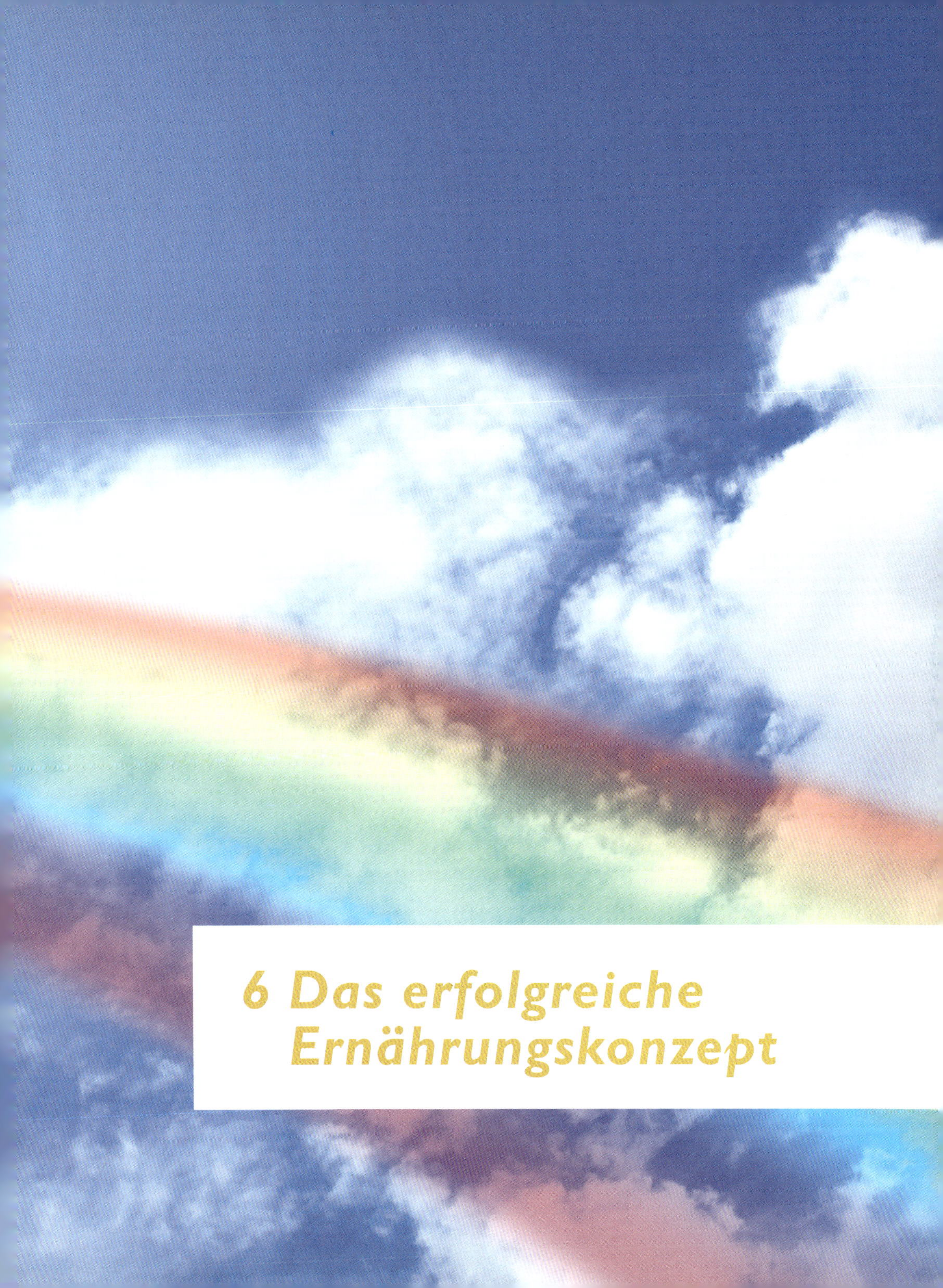

6 Das erfolgreiche Ernährungskonzept

Man ist, was man isst. Damit befinden wir uns auch schon mitten auf dem Weg zur Ernährung. Wie in Kapitel 1 „Was führt zu Reflux?" beschrieben, gerät der Stoffwechsel aus dem Gleichgewicht, wenn man regelmäßig Nahrungsmittel verzehrt, die eine paradoxe Reaktion im Körper auslösen: Erst spenden sie dem Körper Energie (die Beschwerden verschwinden beim Essen, man fühlt sich kurzfristig voller Energie und Aufmerksamkeit); dann aber passiert's: 15–60 Minuten nach dem Essen überfällt einen eine unglaubliche Müdigkeit, Schwäche, Abgeschlagenheit, bis hin zu Schweißausbrüchen, Zittern und Kopfschmerzen.

Was ist geschehen? Die zugeführte Nahrung raubt Ihnen rasch die Energie, die Sie dem Körper eben zugeführt haben und leert auf heimtückische Weise Ihre Körperbatterie. Davon ist auch Ihr Gehirn betroffen: Konzentrationsschwäche, Depression und schlechte Stimmung kommen auf. Das sogenannte „Null Bock"-Syndrom macht sich breit, wie man heute zu sagen pflegt.

Im Laufe der Jahre kann der Körper seine Toleranz für konzentrierten Zucker verlieren.

Was entzieht uns so rasch und heftig Energie? Erblich bedingt verträgt der Körper bestimmte Nahrungsmittel ganz einfach nicht mehr so gut wie früher. Dies trifft vor allem auf konzentrierten Zucker zu. Dieser ist nicht nur in süßen Speisen enthalten, sondern etwa auch in Milch, Käse, Reis, Kartoffeln, Paniertem sowie in vielen Obstsorten, in Fruchtsäften und in Energydrinks. Konzentrierter Zucker lauert tückischerweise auch dort, wo wir ihn nicht erwarten: Eingelegtes Gemüse, Salatdressings, Ketchup, Senf und die meisten Essigsorten sowie Konservierungs- und Aromastoffe beinhalten bisweilen beträchtliche Mengen an konzentriertem Zucker.

Konzentrierter Zucker lauert auch in vielen nicht süß schmeckenden Nahrungsmitteln.

Im Gegensatz dazu gibt es Nahrungsmittel, die sehr wohl Zucker enthalten, aber eben keinen konzentrierten. Dazu zählen im Prinzip sämtliche Nahrungsmittel und Zubereitungsarten, die in der rechten Spalte der folgenden Tabelle (Seite 129) angeführt sind.

Um es ganz klar festzuhalten: Wir brauchen Zucker, nicht zuletzt zur Aufrechterhaltung wichtiger physiologischer Vorgänge. Der Unterschied ist: In der nichtkonzentrierten Form macht er uns keine Beschwerden.

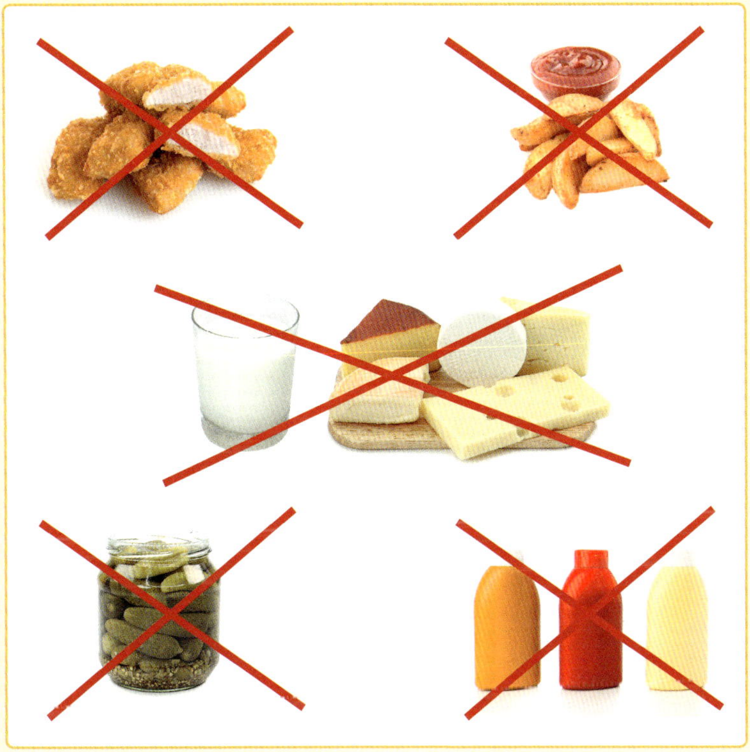

Beispiele für Speisen/Fertiggerichte, die konzentrierten Zucker enthalten

Um die Refluxkrankheit gut und idealerweise ohne die Dauereinnahme von Medikamenten in den Griff zu bekommen, müssen wir also eines tun: den konzentrierten Zucker aus der Ernährung verbannen. Das ist das Prinzip des erfolgreichen Ernährungskonzepts gegen die Refluxkrankheit. Es basiert auf der von Dr. Ewald Riegler in den 1970er Jahren veröffentlichten Ernährungslehre und wurde vom Autor unter Berücksichtigung neuester Erkenntnisse für die speziellen Bedürfnisse der Speiseröhre gegen Reflux weiterentwickelt. Von Atkins- und anderen Low-Carb-Diäten unterscheidet sich die Reflux-Medical-Methode dadurch, dass jegliche Form von raffiniertem Zucker sowie von Konservierungs- und Aromastoffen eliminiert wird.

Bei Reflux den konzentrierten Zucker aus der Ernährung verbannen!

In welchen Nahrungsmitteln ist konzentrierter Zucker enthalten?

A Zunächst einmal in Zucker selbst, und zwar in allen Arten von Zucker sowie in allen Darreichungsformen und Farben (Würfelzucker, Kristallzucker, Staubzucker, Kandiszucker etc.); dazu zählen auch Ausgangsprodukte wie Zuckerrohr und Mais.

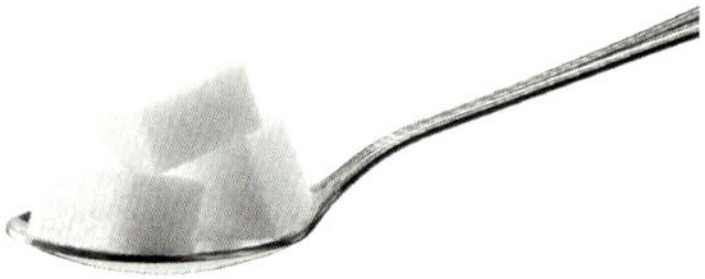

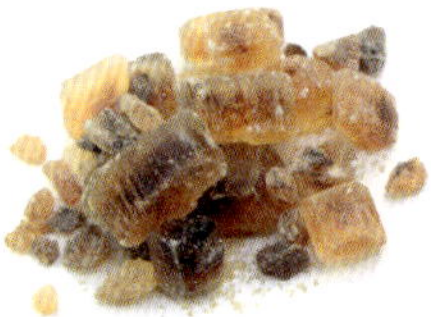

B In einer ganzen Reihe von Nahrungsmitteln, die von sich aus schon konzentrierten Zucker enthalten: Beeren, Pflaumen, Pfirsiche, Kirschen, Weintrauben, Milch und damit alle Milchprodukte (Butter, Käse, Joghurt). Einen genauen Überblick darüber bietet die Tabelle auf Seite 129.

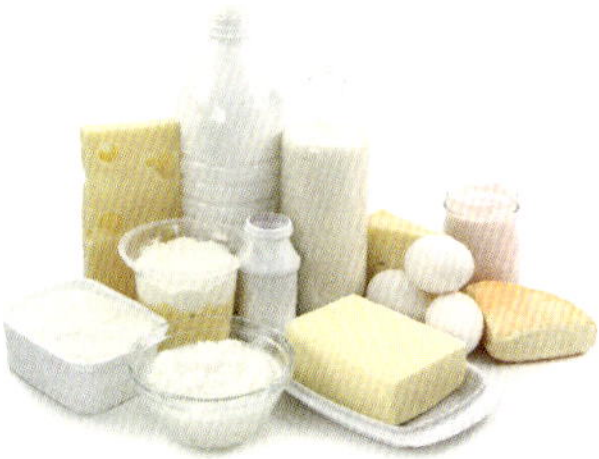

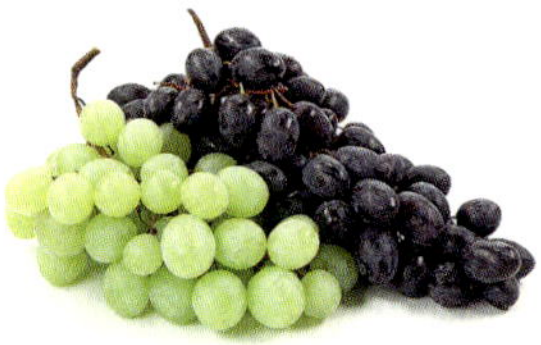

C Konzentrierter Zucker entsteht auch, wenn man ein Nahrungsmittel so zubereitet, dass der Zucker als Konzentrat aus seiner sogenannten natürlichen Hülle herausgelöst wird oder das Nahrungsmittel an sich konzentrierten raffinierten Zucker enthält. Beispiele: Brot, Teigwaren, Frucht- und Gemüsesafte, Energydrinks, Suppen, weiche Eier, Spiegelei, gedünstete Speisen, süße Getränke und Süßspeisen (Schokolade, Kakao, Marmelade), Stevia und Honig.

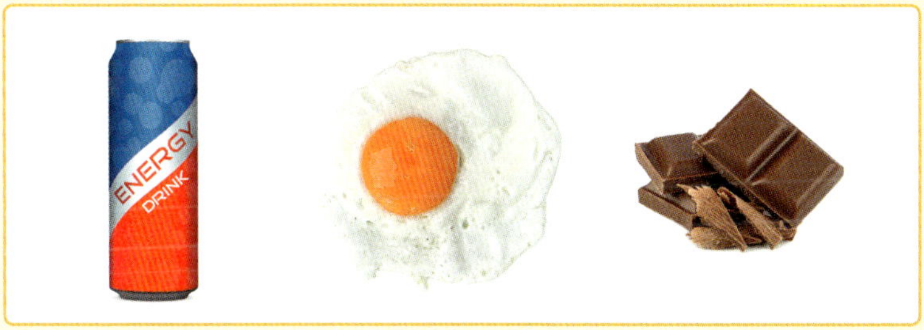

D Außerdem wird konzentrierter Zucker freigesetzt, wenn das Nahrungsmittel nur durch Entfernung der Schale verzehrt werden kann oder die Speise gekocht werden muss, wodurch der Zucker beim Kochvorgang aus seiner natürlichen Umgebung herausgelöst wird und damit in konzentrierter Form in den Organismus übertreten kann. Das trifft auf folgende Nahrungsmittel zu: Nüsse, Orangen, Mandarinen, Zitronen, Limonen, Kiwi, Fisolen (grüne Bohnen), Kohl, Zwiebeln, Bohnen, Reis, Kartoffeln (auch Chips), Kürbis, Soja.

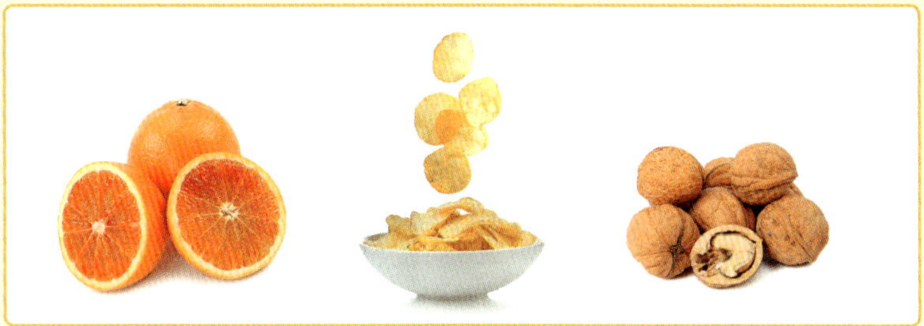

E Dann gibt es noch die künstlichen Süß-, Aroma- und Konservierungsstoffe, die, wie der Zucker, dem Körper Energie entziehen. Sie finden sich auch reichlich in Gefrier- und Fertignahrung und als Zusatz bei Fleisch- und Fischprodukten sowie als Zusatz bei Gewürzmischungen (Senf, Mayonnaise, Salatdressings).

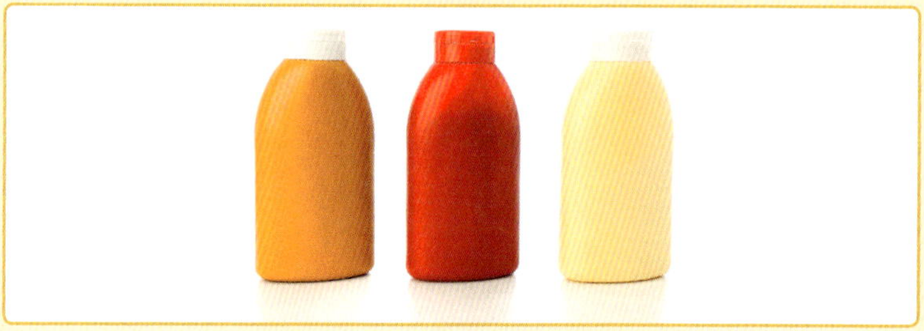

Auch Medikamente gegen Reflux enthalten konzentrierten Zucker!

F Abschließend sei darauf hingewiesen, dass auch Medikamente gegen Reflux (Magensäureblocker, Säurebinder etc.) konzentrierten Zucker enthalten. Aus diesem Grund und weil die Kostumstellung in ca. 95 % der Fälle die Refluxbeschwerden zum Abklingen bringt, wird mit Beginn der Kostumstellung empfohlen, diese Anti-Reflux-Medikamente nicht mehr einzunehmen.

Alles auf einen Blick

Konzentrierter Zucker versteckt sich in nahezu 95 % aller im Handel angebotenen Lebensmittel. Da Speisen und Getränke mit konzentriertem Zucker nicht immer süß schmecken, fällt es schwer, alle refluxauslösenden „Sündenböcke" auf den ersten Blick zu erkennen. Die nachstehende Tabelle bietet daher einen plakativen Überblick über die Dos und Don'ts des vielfach erprobten Anti-Reflux-Ernährungskonzepts:

Was fördert Reflux und was beugt ihm vor?

Nahrungsmittel mit konzentriertem Zucker, die zu Reflux und zu Beschwerden führen	Nahrungsmittel, die Reflux vorbeugen bzw. die Beschwerden rasch verschwinden lassen
1. Alle Getreideprodukte Alle Arten von Brot und Gebäck, Kuchen und Torten, jede Art von Müsli oder Porridge; Nudeln, Knödel, Gnocchi, Ravioli, Reis, Glasnudeln, Mais und Popcorn Künstliche Süßstoffe, Aromastoffe, Konservierungsmittel, Stevia, Honig	**1. Produkte tierischen Ursprungs** Rind, Schwein, Kalb, Lamm, Wild, Geselchtes, Roastbeef, Schinken und Speck ohne Zucker (keine fertig abgepackten Wurst-/Schinkenwaren!) Huhn und Pute, alle Arten von frischem oder geräuchertem Fisch und nicht konservierten Meerestieren (Ausnahme: Konservierung durch Tiefkühlung) Hartgekochte Eier (kein weiches Ei/Spiegelei!)
2. Milchprodukte Jede Art von Milch, Joghurt und Milchshakes oder Joghurt-Getränken; Butter, Schlagobers (Sahne), Käse, Mayonnaise	
3. Gemüse Zwiebeln, Bohnen, Fisolen (grüne Bohnen), Erbsen, Kohl, Rote Rüben; außerdem gelber, oranger und roter Paprika, Karotten*), Kürbis, Sojabohnen, Tofu, Kartoffeln in jeglicher Form (u. a. Chips, Pommes frites etc.), Nüsse, Kokosnuss-Produkte, Avocado	**3. Gemüse (immer mit der Schale)** Alle Arten von Blattsalaten, Kraut, Chicorée, Blattspinat, grüner Paprika, Tomaten, Salatgurken, Radieschen, frische Kapern, Schnittlauch, Fenchel, gekochter Spargel, Oliven
4. Obst Äpfel (außer die rechts angeführten Sorten), Orangen, Mandarinen, Bananen, Birnen, Zitronen, Limonen, Marillen, Ringlotten, Pflaumen, Kirschen, Erdbeeren, Datteln, Mango, Ananas, Kiwi, Sternfrucht, Melone	**4. Obst (immer mit der Schale)** Grüner Apfel (z. B. Sorte Granny Smith), Apfelsorte Pink Lady, Lederapfel
5. Getränke Kakao, heiße Schokolade, Fruchtsäfte, alle Arten von Limonaden und Lifestyle-Drinks (z. B. Smoothies), Energydrinks etc., auch in Light-Form! Alle Arten von Alkohol: Bier, Wein, Sekt, Spirituosen	**5. Getränke** Mineralwasser, Tee, Kaffee (Espresso oder Verlängerter; ohne Milch und Zucker sowie ohne künstliche Süßstoffe)
6. Zubereitung und Würzung Kein Dünsten (inkl. Wok-Pfanne und Dampfgarer) und Panieren, kein Kernöl, Rapsöl, Sonnenblumenöl, Leinöl, Sojaöl sowie keine Margarine (auch keine Diätmargarine), keine fertigen Gewürzmischungen, Senf, Ketchup, Dip-Saucen etc. Kein Essig! Keine Art von Suppe, da dabei der konzentrierte Zucker herausgelöst wird!*	**6. Zubereitung und Würzung** Kochen, Grillen, Braten (Pfanne oder Backrohr) Olivenöl aus Mittelmeerländern, Salz, Pfeffer, jede Art von Gewürz (Petersilie, Schnittlauch, Majoran, Thymian, Basilikum, Oregano, Dille, Pfefferoni ohne Zucker etc.) Kresse, Knoblauch

* Ausnahme: Karottensuppe bei Darminfektion, da diese Keime bindet und damit hilft, die Infektion zu behandeln.

Das Prinzip der Anti-Reflux-Ernährung

Das Ernährungsprinzip gegen Energiemangel und Refluxbeschwerden ist einfach und in vier Punkten erklärt:

- Speisen und Getränke ohne konzentrierten Zucker
- Zwischen den Hauptmahlzeiten stündliche kleine Mahlzeiten, um die Magensäure zu neutralisieren, der Speiseröhre Energie zuzuführen und die Körper-Batterie regelmäßig wieder aufzuladen
- Auch nach dem Abendessen bis zum Schlafengehen stündlich eine Kleinigkeit zu sich nehmen, sonst fehlt die Energie für die Nacht. Das verhindert Reflux am Abend und beugt nächtlichen Refluxbeschwerden wie Hustenanfällen und damit verbundenen Schlafstörungen vor.
- Wichtig: Sie dürfen **nie** hungern! Hunger = Energiemangel = Stress für Körper und Seele. Wenn Sie Hunger empfinden, sollten Sie umgehend eine Kleinigkeit essen (Salatgurke, grünen Apfel!).

Stündlich eine Kleinigkeit essen, um Energiemangel vorzubeugen!

Sie werden staunen, wie rasch Sie Ihre Refluxbeschwerden – Sodbrennen, saures Aufstoßen, Hals- und Zungenbrennen, Hüsteln, Heiserkeit, Husten oder gar refluxbedingtes Asthma – wieder los sind! Und das mit nur geringster oder keinerlei Unterstützung durch Medikamente!

Die drei Stufen des Anti-Reflux-Ernährungskonzepts

Ziel der Anti-Reflux-Ernährung ist es also, konzentrierten Zucker wegzulassen und durch stündliche Zwischenmahlzeiten etwaige Reflux-Beschwerden zu neutralisieren. Je nach Gesundheitszustand des Patienten und Gehalt an konzentriertem Zucker umfasst die Anti-Reflux-Ernährung drei Stufen:

Stufe 1: starke Beschwerden: völliger Verzicht auf konzentrierten Zucker

Stufe 2: häufige Beschwerden: weitgehender Verzicht auf konzentrierten Zucker

Stufe 3: gelegentliche Beschwerden: Reduktion von konzentriertem Zucker

Stufe 4: beschwerdefreie Zeit: gesunde Mischkost/Speisen und Getränke nach Wunsch

Stufe 1:

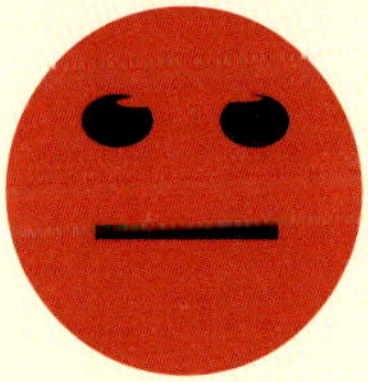

Sind Refluxbeschwerden wie Sodbrennen, saures Aufstoßen, Halskratzen und Heiserkeit zum Dauerbegleiter geworden, ist vorübergehend Disziplin beim Essen und Trinken angesagt.

Die erlaubte Ernährung entspricht dem rechten Teil der auf Seite 129 dargestellten Übersichtstabelle. Das bedeutet einen völligen Verzicht auf jeglichen konzentrierten Zucker in Speisen und Getränken.

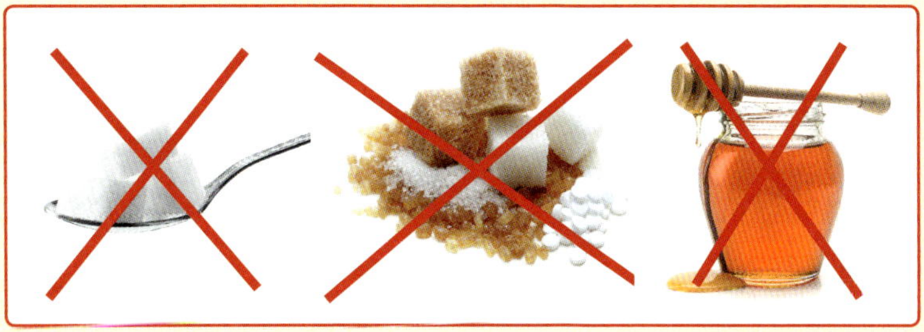

Stufe 2:

Sind die Refluxbeschwerden zwar immer wieder spürbar, aber doch gemildert, kann man sich an Stufe 2 des Anti-Reflux-Ernährungskonzepts orientieren. Dieses sieht immer noch einen weitgehenden Verzicht auf konzentrierte Kohlehydrate vor, erlaubt jedoch bereits etwas Brot/Gebäck (z.B. zwei Scheiben Brot pro Tag), gedünstetes Gemüse sowie Hartkäse. Damit lässt sich der Ernährungsplan schon um einige lieb gewordene Speisen ergänzen.

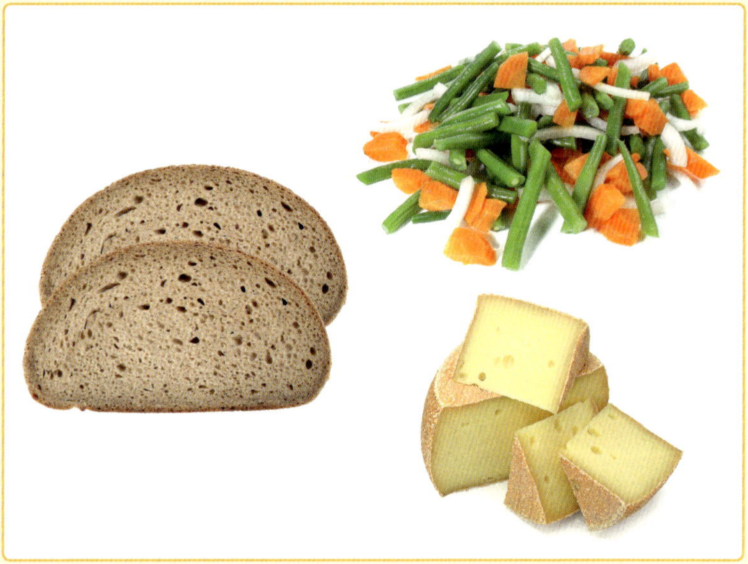

Stufe 3:

Stößt es einem nur noch selten sauer auf bzw. sind Heiserkeit und trockener Husten weitgehend verschwunden, fallen weitere Einschränkungen weg. Zusätzlich konsumieren darf man jetzt alle Arten von Beilagen mit konzentriertem Zucker wie Nudeln, Gnocchi, Kartoffeln, Reis, Polenta oder Knödel. Von der Menge her sollte man sich von diesen aber nur etwa halb so viel auf den Teller legen wie man es früher gewohnt war. Auch klare Suppen (z. B. Rindsuppe) sind in diesem milden Stadium der Refluxkrankheit wieder erlaubt.

Zurückhaltung ist nach wie vor bei allem Süßen sowie bei panierten und frittierten Speisen und auch bei sämtlichen Milchprodukten (Ausnahme: Hartkäse) angesagt.

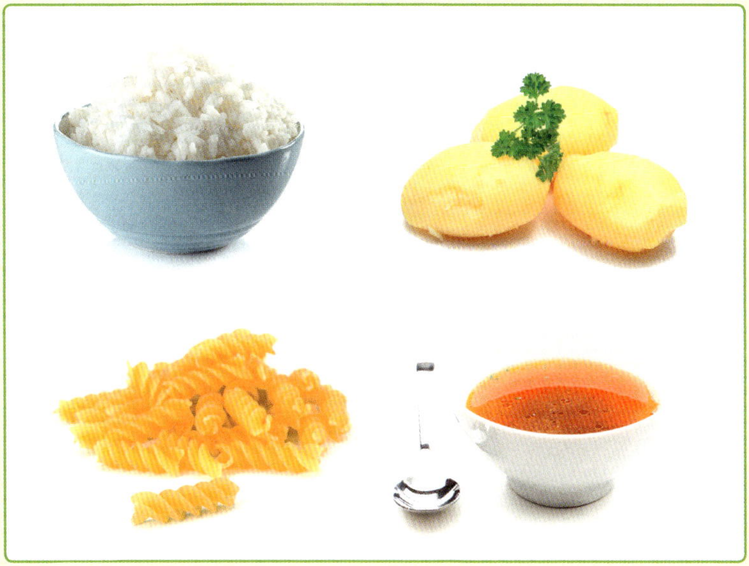

In punkto Getränke herrscht in den Stufen 1 und 2 ein strikter Verzicht auf konzentrierten Zucker: Erlaubt sind Kaffee und Tee, jeweils ohne Milch, Zucker, künstlichen Süßstoff, E-Stoffe, Farb- und Konservierungsstoffe sowie kohlensäurefreies Wasser. In Stufe 3 ist Wein in kleinen Mengen oder ein Glas Bier (0,5 l) erlaubt. Dazu sollte ein großes Glas Wasser getrunken werden (0,5–1 l).

Wie lange muss/soll man sich an das Ernährungskonzept halten?
Um die positive Wirkung auf die Refluxbeschwerden voll entfalten zu lassen, ist es ratsam, sich mindestens drei Wochen konsequent an die in der jeweiligen Stufe gebotenen Einschränkungen zu halten. Sollte es nach dem Wechsel in eine „gelockerte" Phase, z. B. von Stufe 2 auf 3, wiederum häufiger zu Refluxbeschwerden kommen, dann heißt es zurück zu Stufe 2. Nach ca. 2–3 Wochen kann ein neuerlicher Versuch unternommen werden, sich gemäß Stufe 3 zu ernähren.

Empfehlenswert ist, die Kostumstellung unter ärztlicher Kontrolle zu machen. Auf diese Weise können mögliche Auswirkungen auf Stoffwechsel und Energiehaushalt (Vitamine, Spurenelemente, Cholesterin, Harnsäure etc.) überwacht und etwaige, notwendige Therapie-Korrekturen veranlasst werden. Ratsam ist, sich an ein spezialisiertes Zentrum mit entsprechender Erfahrung in Diagnose und Therapie der Refluxkrankheit, inklusive Ernährungsberatung, zu wenden.

Langjährige Dokumentationen des Patienten-Feedbacks zeigen: Je disziplinierter sich der Patient an das Ernährungskonzept hält, desto eher mildern sich die Beschwerden – oft ohne zusätzliche, regelmäßige Einnahme von Medikamenten.

Die im folgenden Abschnitt beschriebenen Empfehlungen sowie die angeführten Rezepte (s. S. 142ff.) verstehen sich als Orientierung und Umsetzungsvorschläge für Stufe 1 des Anti-Reflux-Ernährungskonzepts.

So leicht geht's: ohne konzentrierten Zucker durch den Tag

Die folgenden Vorschläge dienen zur Orientierung, wobei Ihrer Kreativität beim Kombinieren einzelner Lebensmittel keine Grenzen gesetzt sind:

Frühstück

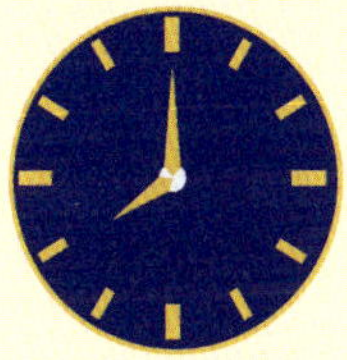

- grüner Apfel (Granny Smith) + Olivenöl, Pfeffer und Salz;
- Blattsalat grün, Chicorée, Spinatblätter mit Olivenöl gemischt;
- grüner Paprika (wenn er kein Aufstoßen verursacht), Tomaten, Salatgurke, Radieschen, frische Kapern, Schnittlauch, Fenchel, Oliven; den Salat mit Pfeffer, Salz (Gewürze siehe unten);
- Olivenöl (Italien, Griechenland, Israel, Spanien etc.) ohne Zucker und Konservierungsmittel;

- Prosciutto, Schinken ohne Zucker, Speck ohne Zucker;
- roher Fisch (Sashimi), geräucherter Fisch (Lachs, Aal, Thunfisch), Meeresfrüchte, kalter Schweinsbraten, kaltes Geselchtes mit oder ohne frisch geriebenem Kren, kaltes Roastbeef, kaltes Huhn;
- hartes Ei (**nicht** weichgekocht oder als Spiegelei, denn sonst enthält es konzentrierten Zucker);

Vormittags

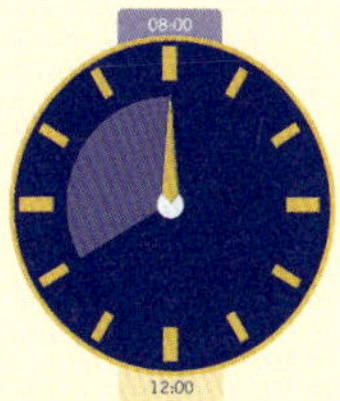

Jede Stunde eine Kleinigkeit:
ein Stück Salatgurke/grüner Apfel/Radieschen/grüner Paprika, Oliven mit oder ohne Olivenöl, Schinken, Speck, Fleisch, hartes Ei.

Warum jede Stunde? Das stündliche Essen gibt dem Körper Energie, neutralisiert die Magensäure, stärkt das Anti-Reflux-Ventil und verhindert somit Reflux am Vormittag.

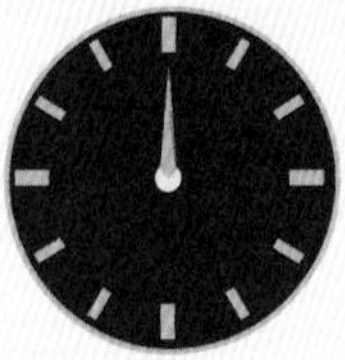

Mittagessen

Zum Mittagessen haben Sie eine große Auswahl:

Rohes (siehe Frühstück)

oder

roher Fisch mit Salat ohne Reis (Sashimi), geräucherter Lachs (ohne Zucker und Konservierungsmittel), Meeresfrüchte (Crevetten, Scampi etc.) ohne zuckerhaltige Sauce;

und/oder

Gekochtes

z. B. Rindfleisch: Steirisches Wurzelfleisch oder Tafelspitz mit Blattspinat und grünem Blattsalat, aber ohne Suppe (= Zuckerlösung!);
z. B. gekochter Fisch: Forelle/Saibling/Reinanke blau;

und/oder

Gegrilltes

Rindfleisch: T-Bone-Steak, Filetsteak, Tenderloin-Steak, Roastbeef etc.;
Schweinefleisch: Schweinslungenbraten, Kotelett;
Geflügel: Huhn, Pute, Strauß;
Lamm, Ziege;
alle Arten von Fisch und Meerestieren: Süßwasser- oder Meeresfisch (Forelle, Zander, Saibling, Lachs, Kabeljau, Heilbutt, Seezunge, Thunfisch, Wolfsbarsch, Tintenfisch etc.), Schalentiere (Crevetten, Scampi, Krebse);
jeweils gegrillt mit Olivenöl;

und/oder

Gebratenes

Schweinefleisch: Geselchtes (warm, kalt) mit oder ohne Kren, warmer oder kalter Schweinsbraten mit Knoblauch, Krautsalat mit Speck, aber ohne Zucker;
Rindfleisch: Rindsbraten (keinen künstlichen Saft zusetzen);
Geflügel: Huhn, Pute;
Lamm, Ziege;
alle Arten von Fisch und Meerestieren: Süßwasser- oder Meeresfisch (Forelle, Zander, Saibling, Lachs, Kabeljau, Heilbutt, Seezunge, Thunfisch, Wolfsbarsch, Tintenfisch etc.), Schalentiere (Crevetten, Scampi, Krebse);
jeweils gebraten (Herd oder Backrohr) in Olivenöl;

Salate

grüner Blattsalat, Chicorée, Gurken, Fenchel, Tomaten, Radieschen, Radicchio, Oliven, hartes Ei, Spinatblätter, gekochter Spargel; marinieren mit Pfeffer, Salz, Olivenöl, Gartenkräutern und Kresse. Keinen Essig verwenden, da er Zucker enthält!

Vorsicht!

- Nicht in Butter, Rapsöl, Sonnenblumenöl oder Kokosfett, Kernöl herausbraten
- Nichts mit Zwiebeln Gedünstetes essen (z. B. Gulasch, Zwiebelrostbraten)
- Speisen nicht in der Wokpfanne oder im Dampfgarer zubereiten, da hierbei gedünstet und damit der Zucker herausgelöst wird
- Nichts Paniertes essen (Wiener Schnitzel, Cordon bleu, paniertes Huhn, Fisch etc.).

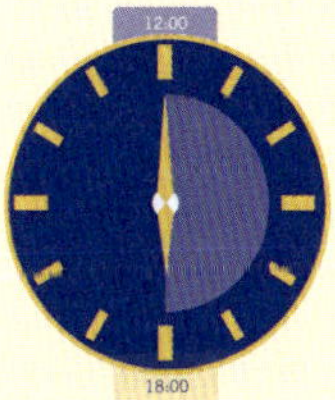

Nachmittags
Jede Stunde eine Kleinigkeit; Vorschläge siehe Empfehlungen für den Vormittag

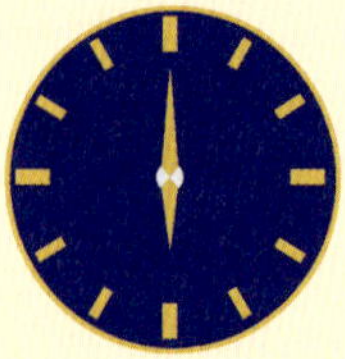

Abendessen

Hier kann man sich an den Tipps fürs Frühstück oder Mittagessen orientieren.

Auch nach dem Abendessen gilt: jede Stunde eine Kleinigkeit!

Getränke über den Tag verteilt:

Wasser, Espresso oder Caffè lungo (der sogenannte Verlängerte = kurzer Espresso mit heißem Wasser verdünnt) jeweils ohne Zucker, Süßstoff und Milch, alle Arten von Tee ohne Zucker/Konservierungsmittel und ohne Süßstoff, Stevia, Honig, Soja-, Molke- und Kokosprodukte.

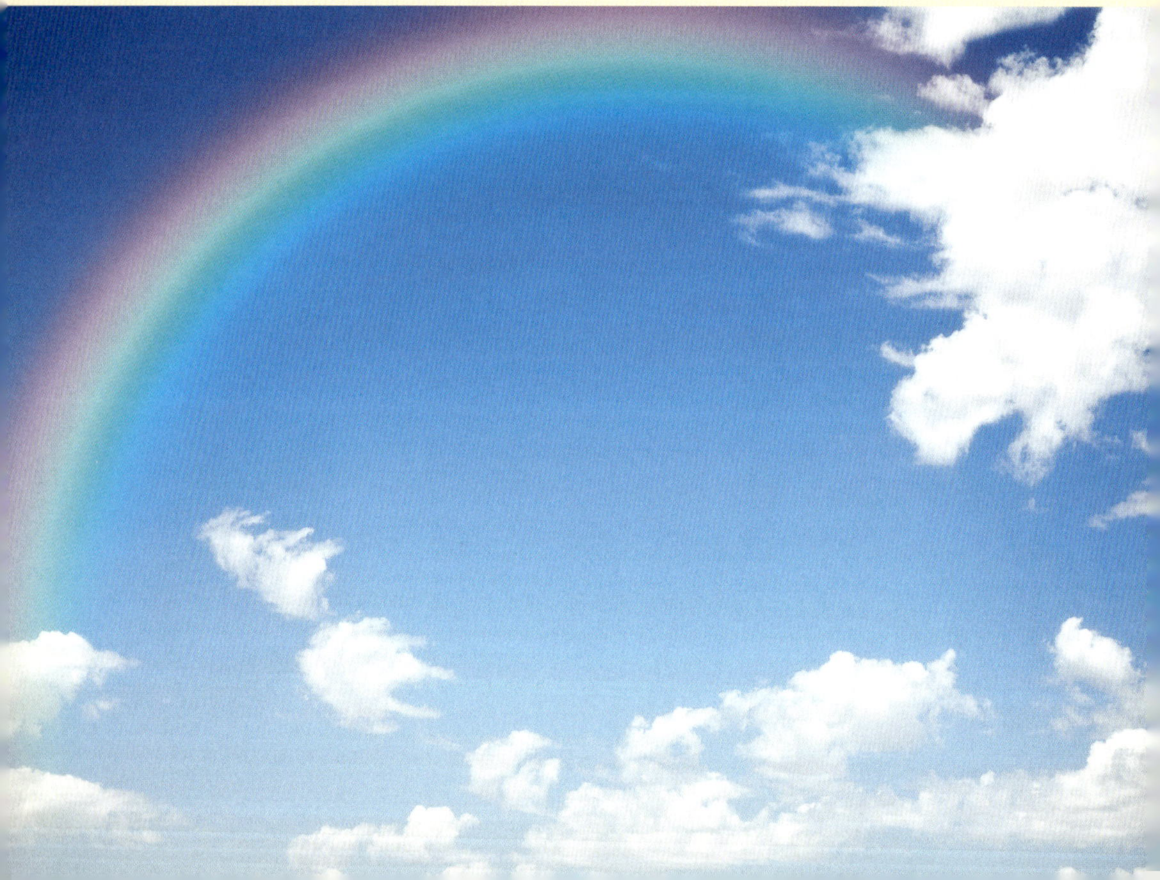

Fragen und Antworten

Das Anti-Reflux-Ernährungskonzept wirft durch seinen völligen Verzicht auf konzentrierte Kohlenhydrate möglicherweise Fragen auf, die wir nachstehend beantworten möchten.

Nehme ich dabei genügend Ballaststoffe zu mir?
Die erlaubten Gemüsesorten und Salate, die Sie in reichlichem Maß konsumieren dürfen, sind nicht nur vitaminreich, sondern bilden eine hervorragende Ballaststoffquelle, die Ihre gesunde Verdauung fördert.

Leiste ich nicht der Osteoporose Vorschub, wenn ich keine Milchprodukte zu mir nehme?
Eine der Ursachen von Osteoporose ist Kalziummangel. Kalzium ist aber nicht nur in Milchprodukten enthalten, sondern auch in frischem grünem Gemüse. In letzter Zeit vermutet man in Letzterem sogar das höherwertige Kalzium. Auch durch kalziumreiches Mineralwasser (mind. 300 g Kalzium/Liter) kann man seinem Körper dieses wichtige Mineral zuführen.
Dazu kommt: Die Aufnahme von Kalzium durch den Körper ist auch stark von der Vitamin-D-Versorgung abhängig. Vitamin D findet sich unter anderem in Fleisch und vielen Fischsorten, deren reichlichen Konsum das Anti-Reflux-Ernährungskonzept erlaubt. Die Kombination grünes Gemüse mit Fleisch und Fisch ist daher auch aus diesem Grund sehr empfehlenswert.
Auch ausreichend viel Bewegung stärkt die Knochen und bringt den Stoffwechsel leichter in Schwung.

Osteoporose beugt man mit grünem Gemüse, Fleisch und Fisch gut vor.

Sinkt mein Blutzuckerspiegel nicht zu sehr ab, wenn ich gar keinen konzentrierten Zucker zu mir nehme?
Nein, denn der Blutzuckerspiegel wird durch das stündliche Essen einer Kleinigkeit konstant gehalten. Dies gilt auch für Diabetiker.

Ist so viel Fleisch nicht ungesund? Zu viel Fett ist ja ein Auslöser für Reflux, aber Fleisch und Speck werden empfohlen?
Natürlich ist magerem Fleisch der Vorzug zu geben. Fleisch führt aber erst in Kombination mit konzentriertem/raffiniertem Zucker zu erhöhtem Cholesterin sowie zu hohen Harnsäure- und Blutzuckerwerten.

Verträgt man so viel rohes Gemüse?
Ja, solange es ohne Nahrungsmittel mit konzentriertem Zucker genossen wird, macht es weder Blähungen noch Beschwerden wie Sodbrennen.

Es heißt doch immer, Obst sei gesund?
Das ist es auch, aber leider verträgt eben nicht jeder den im Obst enthaltenen konzentrierten Zucker.

Was ist mit Vollkornprodukten? Die bleiben ja auch lange im Magen und verhindern, dass sich die Körperbatterie rasch entleert …
Auch Vollkornprodukte enthalten raffinierten Zucker und sind daher in unserem Ernährungskonzept für Reflux-Patienten nicht vorgesehen.

Werde ich nicht rascher müde und erschöpft, wenn ich keine konzentrierten Kohlenhydrate zu mir nehme?
Im Gegenteil: Ohne konzentrierten Zucker verteilt unser „Körperakku" die Energie gleichmäßiger und besser über den Tag (siehe Kapitel 1, Seite 13). Einige wenige Patienten berichten von einer vorübergehenden, mehrtägigen leichteren Ermüdbarkeit, die dann aber sehr bald einem verstärkten Gefühl von Wachheit, Agilität und Leistungsstärke weicht.

Was ist mit laktosefreien Milchprodukten?
Auch laktosefreie Milchprodukte enthalten Formen von konzentriertem Zucker.

Was passiert, wenn ich mir hin und wieder ein belegtes Brot oder Kartoffeln zum Fleisch gönne oder ein Glas Wein trinke?
Dann kann es rasch wieder zu Beschwerden wie Sodbrennen, Völlegefühl oder Blähungen kommen.
Wenn Sie das hin und wieder tun, ohne sich damit neuerliche Refluxbeschwerden einzuhandeln, ist das tolerabel. Haben Sie einmal zu sehr über die Stränge geschlagen, sollten Sie aber im eigenen Interesse danach Ihre Kostumstellung wieder genauer nehmen. Fakt ist: Je konsequenter sich Patienten an das empfohlene Ernährungskonzept halten, desto rascher und nachhaltiger regeneriert sich ihre Speiseröhrenschleimhaut und desto rascher verschwinden Refluxbeschwerden wie Sodbrennen, brennender Druck im Brustkorb, saures Aufstoßen, Heiserkeit und Husten.

Wenn meine Refluxbeschwerden weggehen, kann ich dann irgendwann wieder normal essen?
Sind Sie beschwerdefrei, können Sie versuchen, die Ernährungsrichtlinien schrittweise etwas zu lockern. Vertragen sie es gut, „Ausnahmen" zu machen, dann behalten Sie dies bei. Kommt es aber neuerlich zu Beschwerden, ist wieder mehr Disziplin angesagt!

Wird man nicht depressiv, wenn man nie auch nur das kleinste Stückchen Schokolade essen darf?
Im Gegenteil, Zucker ist als einer der möglichen Auslöser für Depressionen bekannt. So löst etwa der Verzehr einer Süßspeise bei vielen Menschen das zusätzliche Verlangen nach Zucker aus. Ohne konzentrierten Zucker fühlt man sich frisch, unbelastet und energiereich.

Erleidet mein ungeborenes Kind einen Nährstoffmangel, wenn ich gar keinen konzentrierten Zucker zu mir nehme?
Nein, da der nicht konzentrierte Zucker vom Körper besser verwertet wird.

Ich esse vegan und leide immer wieder unter Sodbrennen. Wie kann ich mich ernähren, um meine Beschwerden loszuwerden?

Die vegane Küche besteht zu einem großen Teil aus Nahrungsmitteln mit konzentriertem Zucker (= Keimlinge, die Zucker für die Wurzelbildung brauchen, z. B. Soja, Tofu, Kartoffel, Mais, Getreide, Reis, Zitrusfrüchte, Nüsse, Mandeln etc.). Hier empfiehlt es sich durch gezieltes Weglassen einzelner Quellen konzentrierten Zuckers herauszufinden, welche Zuckerarten man verträgt und welche Beschwerden (Sodbrennen etc.) verursachen. Mit diesen Erkenntnissen lässt sich eine maßgeschneiderte vegane Anti-Reflux-Ernährung zusammenstellen. Ist damit keine entsprechende Beschwerdefreiheit zu erzielen, ist es empfehlenswert, zumindest vorübergehend auf Nahrung umzustellen, die Tierprodukte (z. B. Fisch) enthält. Letztlich ist es eine Frage der Prioritätensetzung nach dem Motto: „Wenn der Schuh drückt, dann ziehe ich ihn nicht mehr an."

Köstliche Gerichte, die Magen und Speiseröhre guttun

Wie kocht man ohne konzentrierte Kohlenhydrate? Da die bei uns üblichen Beilagen, also Kartoffeln, Nudeln, Reis und Gebäck wegfallen, gilt es, sättigende Alternativen zu finden, die unsere Körperbatterie – im Gegensatz zum energieraubenden Zucker – lange in Betrieb halten. Damit die täglichen Mahlzeiten auch wirklich satt machen und nachhaltig Energie spenden, müssen durch die verbleibenden empfohlenen Lebensmittel genügend Ballaststoffe ohne konzentrierten Zucker aufgenommen werden, beispielsweise durch die Schalen von grünen Äpfeln, Tomaten, Gurken, Radieschen etc. Ballaststoffe werden aber im wahrsten Sinn des Wortes zum Ballast, wenn sie aus konzentriertem Zucker bestehen. In nicht konzentrierter Form sind sie ebenso wirksam, belasten aber den Körper nicht.

Die Schalen von grünen Äpfeln, Tomaten, Gurken, Radieschen etc. liefern wertvolle Ballaststoffe.

Genau das ist beim Anti-Reflux-Ernährungskonzept der Fall: Dessen Speiseplan besteht aus durchwegs nichtkonzentriert-ballaststoffhaltigen und eiweißreichen Nahrungsmitteln. Fleisch und Fisch dienen der Sättigung und versorgen unsere Muskeln gleichzeitig mit ausreichend Proteinen. Für die nötige „nichtbelastende Ballaststoffzufuhr" sorgen Gemüse, Salate und Rohkost, wovon man sich zu jeder Haupt- und Zwischenmahlzeit eine große Portion genehmigen darf.

Die folgenden köstlichen Menüvorschläge entstanden in Zusammenarbeit mit der **Wiener Gastronomiefamilie Huth** und deren Chefkoch, **Herrn Liljan Clerico,** welchen wir herzlich für ihre kreativen und gleichzeitig Speiseröhren-freundlichen Kreationen danken möchten!

Warme Speisen

- Gegrillte Hühnerbrust im Speckmantel mit Tomaten-Confit (Tomatenstückchen mit Knoblauch und Olivenöl im Backrohr kurz erhitzt) und Basilikum-Pesto
- Beefsteak mit warmem Spinatsalat und Kapern-Oliven-Sauce mit Knoblauch, Kräutern und Sardellen
- Kümmelbraten vom Schopf, mariniert mit Knoblauch und Majoran, mit warmem Krautsalat mit Speck
- Rosa gebratenes Roastbeef mit grüner Peperonata und hartem Ei
- Tafelspitz mit Spinat und frischem Granny-Smith-Apfelkren
- Gegrillte Meeresfrüchte mit Tomaten-/Paprika-Confit und gemischtem grünem Salat
- Gebratener Saibling mit Gurken-/Tomaten-Salat

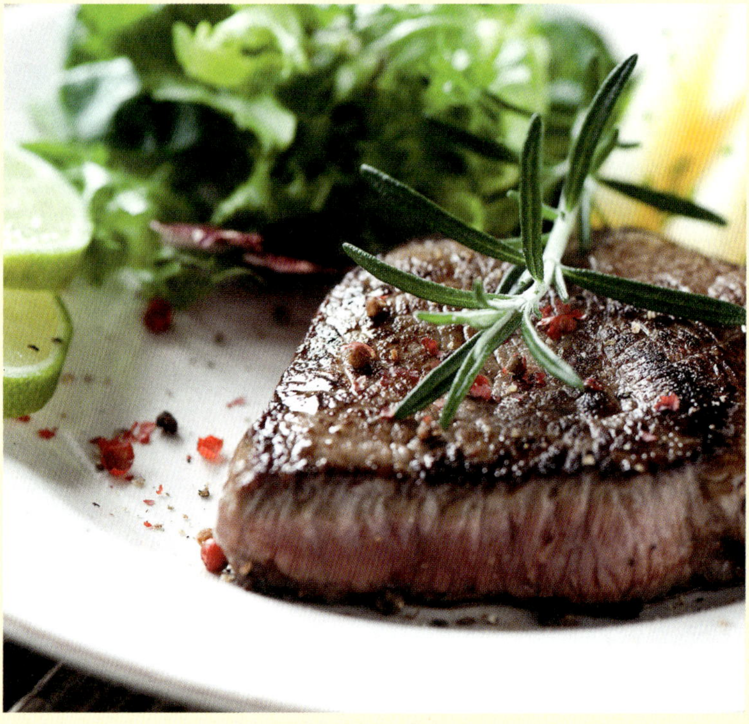

Fleisch-Gemüse-Gerichte sind in vielen Variationen erlaubt.

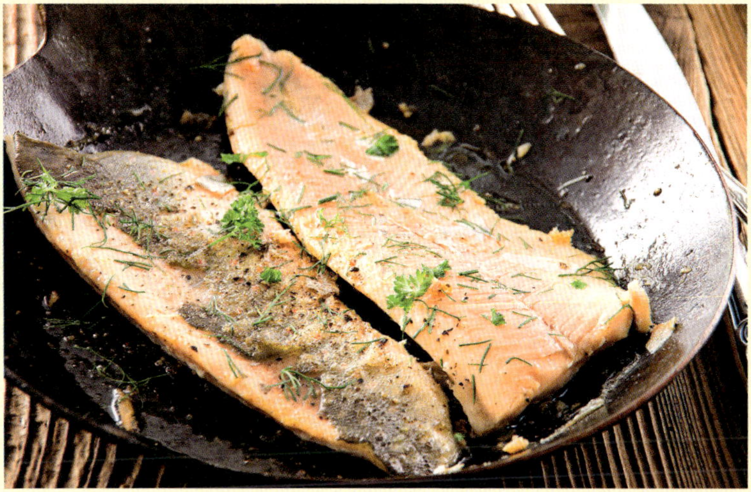

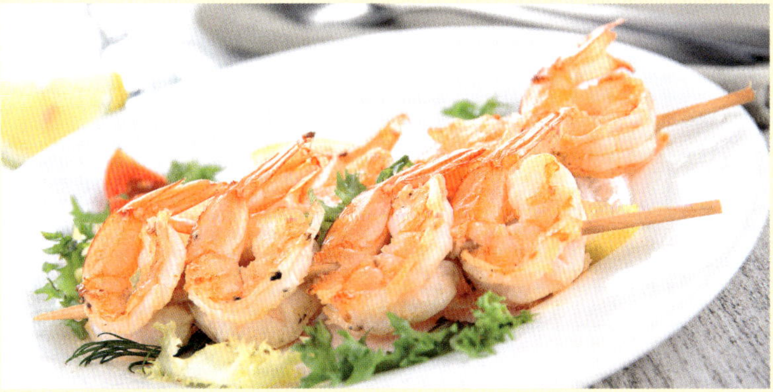

Auch Fisch und Meerestiere können in vielen Variationen warm oder kalt genossen werden.

Kalte Speisen

- Meeresfrüchte mit grünem Blattsalat, Gurke, Tomate, Radieschen, grünem Apfel, mariniert mit Olivenöl, Pfeffer und Salz
- Geräucherter Lachs mit Tomate, Gurke, Oliven Kapern, hartem Ei und Blattsalat
- Prosciutto mit Gurke, Tomate, Radieschen, Oliven, Kapern, Pfeffer und Salz
- Lamm-Spießchen mit Tomate, Oliven, Gurke, Salz und Pfeffer

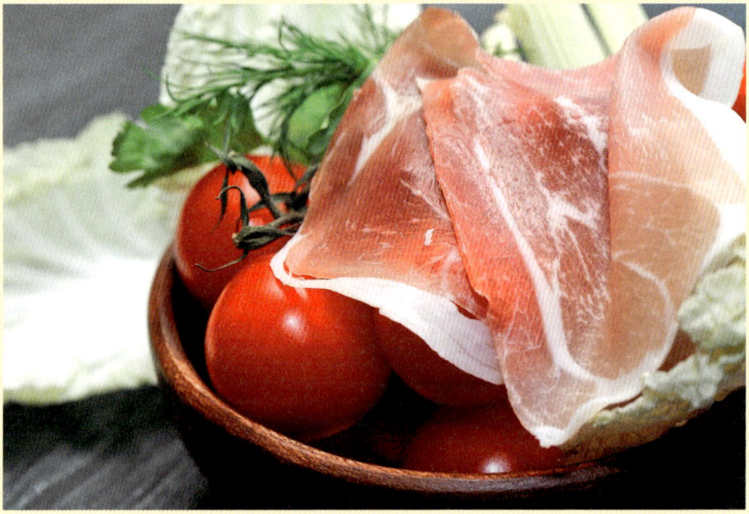

Der Schinken darf auch mal fett sein, solange er ohne konzentrierten Zucker (z. B. Brot) verzehrt wird.

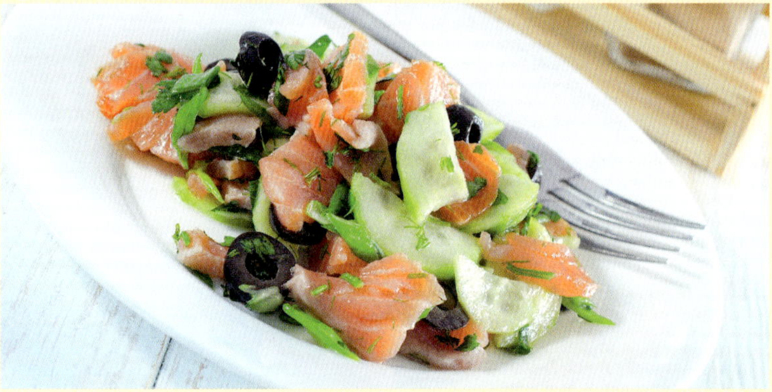

Auch bei Salaten sind zahlreiche Kombinationsmöglichkeiten vorhanden.

Die Beispiele zeigen, dass es sich auch ohne konzentrierte Kohlenhydrate so richtig gut schlemmen lässt. Patienten, die bereit sind, ihre Ernährung zumindest vorübergehend diszipliniert umzustellen, fühlen sich oft schon nach wenigen Tagen fitter, leistungsfähiger und besser gelaunt. Was aber das Wichtigste ist: Ihre Refluxbeschwerden wie Sodbrennen, Heiserkeit oder trockener Husten treten trotz Verzichts auf Arzneimittel merkbar seltener oder gar nicht mehr auf.

Schlusswort

Sodbrennen, Heiserkeit und trockener Husten sind Symptome einer Krankheit, die, obwohl international im Vormarsch begriffen, lange Zeit von vielen als lästige Ausprägung unseres heutigen Lebensstils hingenommen wurde. Erst das immer häufigere Auftreten des Barrett-Karzinoms als Spätfolge der Refluxkrankheit hat in den letzten Jahren zu einem langsamen Umdenken geführt. Dennoch liegt noch ein großes Stück Weges vor uns, um flächendeckend vermehrtes Bewusstsein für die Bedeutung der Speiseröhren-Gesundheit zu schaffen. Dieses Buch versteht sich als Baustein auf diesem Weg. Wenn Sie es gelesen haben, wissen Sie, warum.

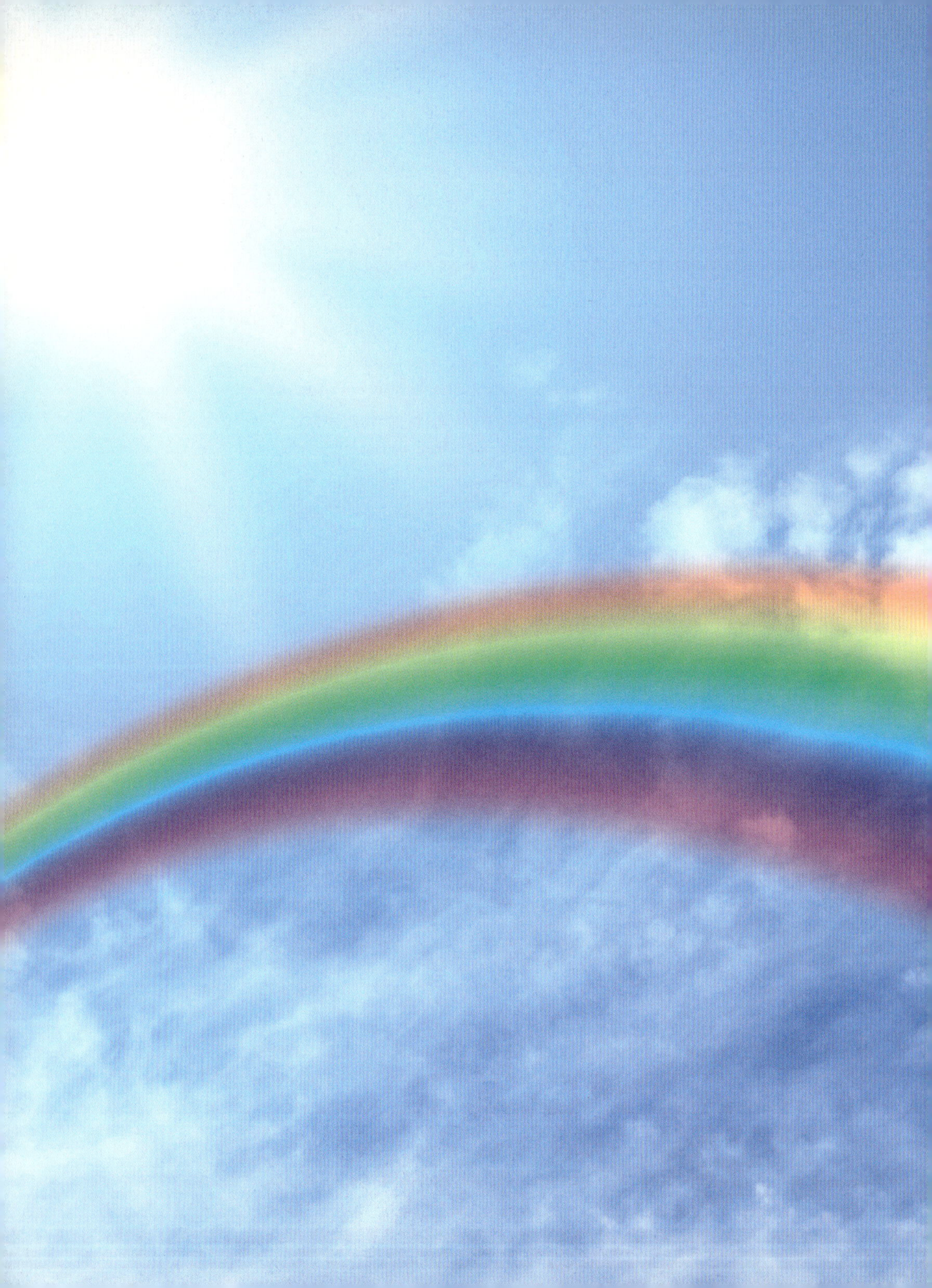

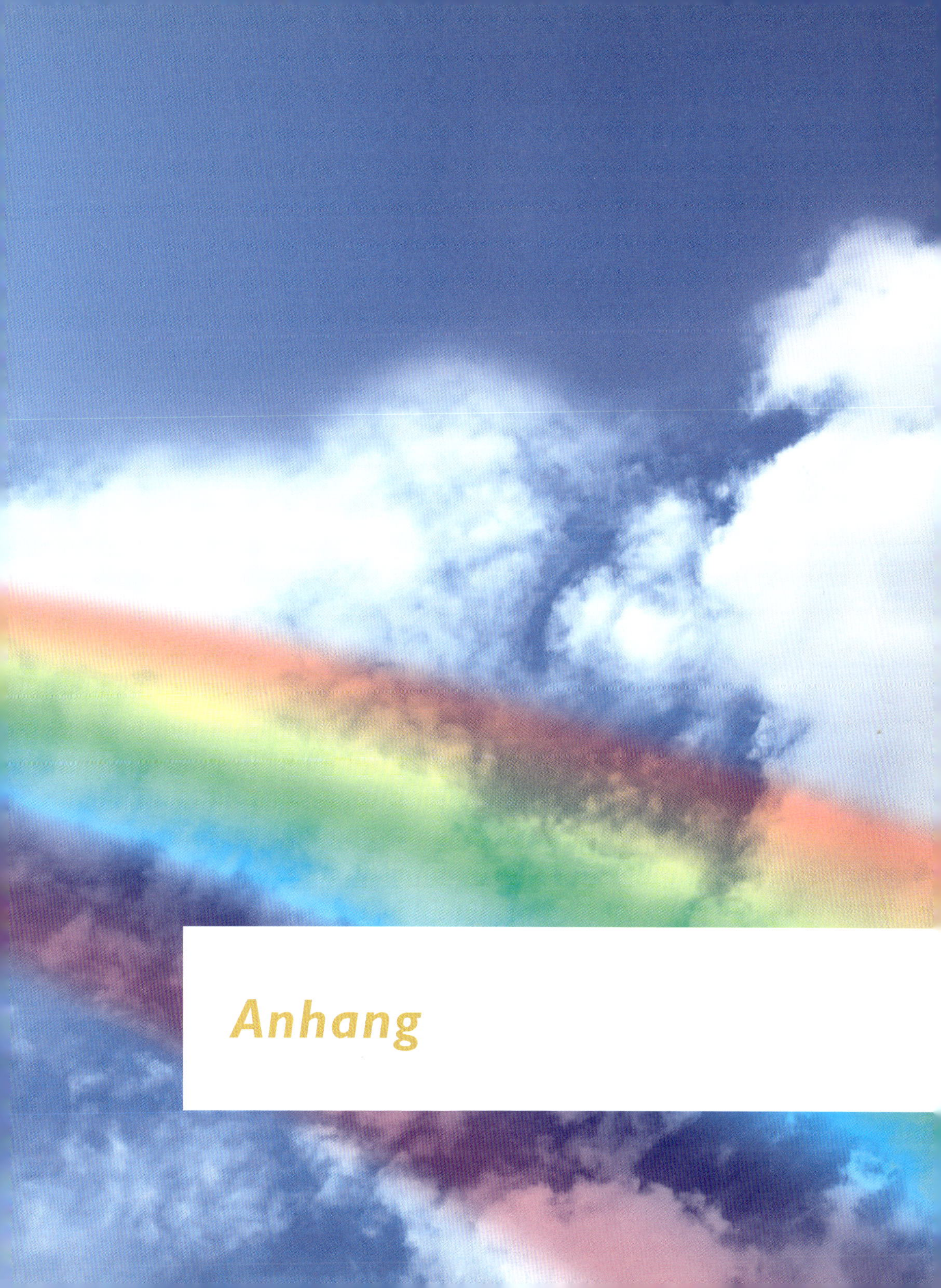

Anhang

Patientenbeispiele

Quellenverzeichnis

Allison P.R., Johnstone A.S. The oesophagus lined with gastric mucous membrane. Thorax 1953; 8: 87–101.

Ayazi S., Tanhankar A., DeMeester S.R. et al. The impact of gastric distension on the lower esophageal sphincter and its exposure to acid gastric juice. Ann Surg 2010; 252: 57–62.

Bredenoord A.J. High-resolution manometry – bliss upon bliss for the esophagology? Eur Surg 2007; 39/3: 176–73.

Chandrasoma P., Wickramasinghe K., Ma Y., DeMeester T. Adenocarcinomas of the distal esophagus and „gastric cardia" are predominantly esophageal carcinomas. Am J Surg Pathol 2007; 31(4): 569–575.

Chandrasoma P., Wijetunge S., DeMeester S.R. et al. The histologic squamo-oxyntic gap: an accurate and reproducible diagnostic marker of gastroesophageal reflux disease. Am J Surg Pathol 2010; 34(11): 1574–81.

Chandrasoma P., Wijetunge S., Ma Y., DeMeester S. et al. The dilated distal esophagus: a new entity that is the pathologic basis of early gastroesophageal reflux disease. Am J Surg Pathol 2011; 35(12): 1873–81.

Chandrasoma P.T., Der R., Ma Y., et al. Histology of the gastroesophageal junction. An autopsy study. Am J Surg Pathol 2000; 24(3): 402–409.

Farahmand F., Sabbaghian M., Ghodousi S., Seddighoraee N., Abbasi M. Gastroesophageal reflux disease and tooth erosion: a cross-sectional observational study. Gut Liver 2013 May; 7(3): 278–81. doi: 10.5009/gnl.2013.7.3.278. [Epub 2013 Apr 9].

Forte J.G. The gastric parietal cell: at home and abroad. Eur Surg 2010; 42/3: 134–148.

Gregory-Head B.L., Curtis D.A., Kim L., Cello J. Evaluation of dental erosion in patients with gastroesophageal reflux disease. J Prosthet Dent 2000 Jun; 83(6): 675–80 (Medline).

Hom C., Vaezi M.F. Extra-esophageal manifestations of gastroesophageal reflux disease: diagnosis and treatment. Drugs. 2013 Aug; 73(12): 1281-95. doi: 10.1007/s40265-013-0101-8.

Lenglinger J., Fischer-See S., Beller L., et al. Review on novel concepts of columnar lined esophagus. Wien Klin Wochenschrift 2013; 125(19–20): 577–590.

Lenglinger J., Riegler M., Cosentini E., et al. Review on the annual cancer risk of Barrett's esophagus in persons with symptoms of gastroesophageal reflux disease. Anticancer Res. 2012; 32(12): 5465–73.

Lenglinger J., Ringhofer C., Eisler M., Sedivy R., Wrba F., Zacherl J., Cosentini E.P., Prager G., Heafner M., Riegler M. Histopathology of columnar lined esophagus in patients with gastroesophageal reflux disease. Wien Klin Wochenschr 2007;119 (13/14):405–11.

Liebermann-Meffert D. Human foregut anatomy, adjacent structures, and their relation to surgical approaches. p. 9–31.

Mesteri I., Beller L., Fischer-See S., et al. Radiofrequency ablation of Barrett's esophagus and early cancer within the background of the pathophysiology of the disease. Eur Surg 2012; 44: 366–382.

Mesteri I., Lenglinger J., Beller L., et al. Assessment of columnar lined esophagus in controls and patients with gastroesophageal reflux disease with and without proton-pump inhibitor therapy. Eur Surg 2012; 44: 304–313.

Mesteri I., Beller L., Fischer See S., et al. Radiofrequency ablation of Barrett's esophagus and early cancer within the background of the pathophysiology of the disease. Eur Surg 2012; 44: 366–82.

Öberg S., Peters J.H., DeMeester T.R. et al. Inflammation and specialized intestinal metaplasia of cardiac mucosa is a manifestation of gastroesophageal reflux disease. Ann Surg 1997 (226); 4: 522–32.

Riegler M., Schoppmann S., Zacherl J. Epidemiology and natural history of gastroesophageal reflux disease. In: Shackelford's surgery of the alimentary tract. Editors. Yeo C.J., Matthews J.B., McFadden D.W., Pemberton J.H., Peters J.H. Elsevier Saunders 2013, p. 174–179.

Ringhofer C., Lenglinger J., Izay B. et al. Histopathology of the endoscopic esophagogastric junction in patients with gastroesophageal reflux disease. Wien Klin Wochenschr 2008; 120/11: 350–59.

Schölvinck D.W., Künzli H.T., Kestens C., Siersema P.D., Vleggaar F.P., Canto M.I., Cosby H., Abrams J.A., Lightdale C.J., Tejeda-Ramirez E., DeMeester S.R., Greene C.L., Jobe B.A., Peters J., Bergman J.J., Weusten B.L. Treatment of Barrett's esophagus with a novel focal cryoablation device: a safety and feasibility study. Endoscopy 2015; Jul 9. [Epub ahead of print].

Testoni P.A., Testoni S., Mazzoleni G., Vailati C., Passaretti S. Long-term efficacy of transoral incisionless fundoplication with Esophyx (Tif 2.0) and factors affecting outcomes in GERD patients followed for up to 6 years: a prospective single-center study. Surg Endosc 2014; Dec 6. [Epub ahead of print].

Stichwortverzeichnis

Über die Autoren

Univ. Prof. Dr. Martin Riegler

Geboren 1962. 1988 absolvierte er das Studium der Humanmedizin. Von 1988 bis 1998 durchlief er die Facharztausbildung für Chirurgie im alten Wiener Allgemeinen Krankenhaus, an der 1. Chirurgischen Universitätsklinik in Wien. Von 1992 bis 1997 war Martin Riegler wissenschaftlicher Mitarbeiter im Beth Israel Hospital an der Harvard Medical School in Boston. Für seine wissenschaftlichen Arbeiten erhielt er 2002 die venia docendi (Habilitation) an der Medizinischen Universität Wien (MUW). Martin Riegler ist seit 2002 Oberarzt an der chirurgischen Universitätsklinik im Wiener Allgemeinen Krankenhaus und seit damals auf Erkrankungen der Speiseröhre (Reflux, Achalasie, Barrett-Ösophagus) spezialisiert. Seit 2003 ist er regelmäßig als Visiting Professor beim bekannten Speiseröhrenchirurgen, Prof. Dr. Tom DeMeester, und beim führenden Pathologen Prof. Dr. Para Chandrasoma an der bekannten University of Southern California in Los Angeles (USA) tätig. Angeregt durch diese Kooperation beschritt Prof. Riegler für Österreich neue Wege in der Abklärung und Behandlung von Reflux.

In den vergangenen acht Jahren hat Univ.-Prof. Prof. Dr. Martin Riegler die chirurgische Funktionsdiagnostik der Universitätsklinik für Chirurgie am Wiener AKH geleitet. Diese Abteilung gilt als höchstspezialisiertes Zentrum zur Abklärung von Funktionsstörungen der Speiseröhre (Reflux, Achalasie). Unter seiner Ägide wurden neue, moderne Technologien am Wiener AKH eingeführt: die hochauflösende Druckmessung der Speiseröhre; die kombinierte Impedanz-pH-Metrie (Refluxmonitoring) und die Radiofrequenzablation (HALO®) zur Behandlung von Barrett-Ösophagus sowie die LINX Magnet-Ring OP und die EndoStim OP

(Speiseröhren Schrittmacher OP) gegen Reflux. In der Abklärung und Behandlung von Reflux entwickelte er ein neues Gewebeentnahmeprotokoll und eine maßgeschneiderte Operation gegen Reflux (Fundoplikatio). Die Innovationen wurden bei zahlreichen internationalen Kongressen präsentiert und in internationalen Fachzeitschriften veröffentlicht.
Neben seiner ärztlichen Tätigkeit ist Prof. Riegler seit 2003 auch der Herausgeber der international renommierten chirurgischen Fachzeitschrift „European Surgery" (Springer Verlag).
Wichtig ist Prof. Riegler der ganzheitliche, holistische Zugang. Für ihn ist jeder Mensch ein Gesamtkunstwerk aus Körper, Seele, Gefühlen und Emotionen. Krankheit versteht er als Ungleichgewicht mit Beeinträchtigung der Lebensqualität und Produktivität. Deshalb sieht er seine Aufgabe darin, den Menschen Wege und Möglichkeiten zu zeigen, wie sie ihr Wohlbefinden wieder zurückbekommen können. Dabei ist die Operation nur eine von vielen Möglichkeiten.
Seine Rolle als Reflux-Spezialist beschreibt er als „gewissenhaften Sekretär auf dem Weg zu mehr Lebensqualität".
Seit Oktober 2012 ist Martin Riegler auch ärztlicher Leiter des Reflux Medical Diagnose- und Therapiezentrums im 9. Wiener Gemeindebezirk. Dieses gilt als europaweit erstes Center of Excellence, das sich ausschließlich der Refluxkrankheit widmet.

Mag. Karin Hönig-Robier

1959 in Klagenfurt geboren. 1979 absolvierte sie das zweijährige College für Fremdenverkehrswirtschaft an den Wiener Fremdenverkehrsschulen sowie 1982 das Studium der Handelswissenschaften an der Wirtschaftsuniversität Wien. Bereits in dieser Zeit war sie als freie Journalistin für den „Börsen-Kurier“ im Einsatz. Nach Abschluss des Studiums war Karin Hönig-Robier sieben Jahre lang als Marketing- und Verkaufsleiterin in einem internationalen Pharma-Unternehmen und weitere sechs Jahre als Marketingleiterin für das damals größte Wiener Immobiliendevelopment-Unternehmen (WED) tätig. 1997 machte sie sich als Marketing- und Kommunikationsberaterin selbstständig und betreut seit damals viele Kunden aus dem Bereich Wissenschaft, Gesundheit und Soziales.
Neben ihren Beratungsagenden bringt sie ihr Know-how auch in zahlreichen Seminaren und Workshops ein und war mehrere Semester lang als Lektorin an der Fachhochschule für Immobilienwirtschaft (Kommunikation) sowie an der Werbeakademie (Einführung ins Marketing) engagiert.
Im Auftrag der Kronen Zeitung verfasste Karin Hönig-Robier in den Jahren 2000–2007 über 600 redaktionelle Beiträge zu Wirtschafts-, Sozial- und Gesundheitsthemen, die in den Magazin-Beilagen „Zeit zum Leben“ und „Gesund & Familie“ publiziert wurden. Im Auftrag des Sozialministeriums erstellte sie Publikationen wie „Gesichter der Menschlichkeit – Freiwilligenarbeit in Österreich“ (2002) oder „15 Jahre Pflegegeld in Österreich“ (2008). Seit 2004 betreut sie die Redaktion des WIRUS-Magazins, der Patienten-Zeitschrift des Evangelischen Krankenhauses Wien.

Bildquellen

Seite 2–3, 8, 9, 10–11, 22–23, 30–31, 46–47, 80–81, 122–123, 148–149: © Nikki Zalewski – fotolia.com; Seite 12, 15, 18, 21, 24, 27, 32, 33, 35, 37, 39, 40, 42, 48, 57, 65, 88, 92, 94, 95, 97, 101, 102, 105, 107, 109, 113, 116, 117, 119, 131, 132, 133, 135, 136, 137, 138, 143: © Peter Hötzl – ONLINE MEDIA® Communications Design GmbH; Seite 93: © IgOrZh – fotolia.com; Seite 25, 28, 67, 79: © Pakhnyushchyy – fotolia.com; Seite 54, 55, 58, 63, 70, 71, 75, 76, 78: © Prof. Dr. Martin Riegler; Seite 62: © lightpoet – fotolia.com; Seite 83: © Vladimir Koletic – fotolia.com; Seite 85: © Monkey Business – fotolia.com; Seite 121: © Iakov Kalinin – fotolia.com; Seite 125: © Andrea Wilhelm & alain wacquier & Elena Schweitzer & eyewave – fotolia.com; Seite 126: © Okea & photocrew & Elena Schweitzer – fotolia.com; Seite 127: © beugdesign & Elena Schweitzer & stockphoto-graf & Meliha Gojak & photka – fotolia.com; Seite 128: © eyewave – fotolia.com; Seite 131: © Okea & Valentina R. & rcfotostock – fotolia.com; Seite 132: © Markus Mainka & ExQuisine & Elena Schweitzer – fotolia.com; Seite 133: © Mara Zemgaliete & Richard Oechsner & EM Art & unpict – fotolia.com; Seite 138: © magann – fotolia.com; Seite 139: © Jan Engel – fotolia.com; Seite 144: © emmi – fotolia.com; Seite 145: © HLPhoto & m.studio – fotolia.com; Seite 146: © cosma & tycoon101 – fotolia.com